中国计生协婴幼儿照护服务示范创建项目经费资助
中央财政支持普惠托育服务发展示范项目经费资助

儿 童 科 学 就 医 系 列

儿童医学检查

常见问题

苏州大学附属儿童医院 | 组织编写

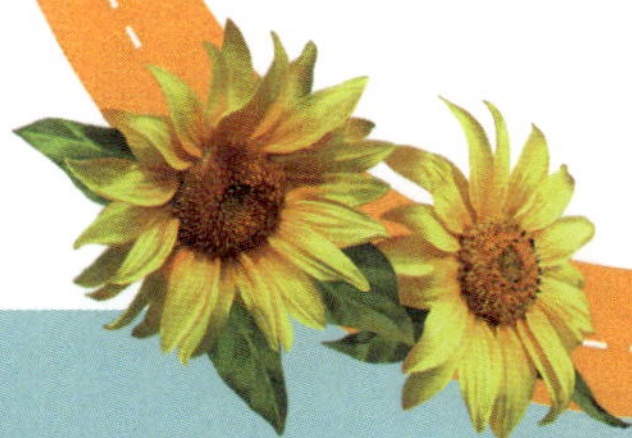

主　编　王红英

副主编　盛　茂　陆双泉

编　者（以姓氏笔画为序）

丁　磊　王　辉　王红英　计雪强　史亨吏　兰兴昊　师晓燕
朱　宏　朱增燕　刘玉奇　汤继宏　李国辉　邱文娜　宋永瑞
张有健　张洪艳　张嫒嫒　陆双泉　陈　龙　陈文娟　陈博一
邵　毅　邵雪君　周文杰　洪　璐　贾慧惠　徐秋琴　凌　婧
高　敏　高春梅　高媛媛　郭万亮　黄　静　盛　茂　梁　欣
葛　芃　潘　鹏　薛　建

人民卫生出版社
·北　京·

图书在版编目（CIP）数据

儿童医学检查常见问题 / 苏州大学附属儿童医院组织编写. -- 北京 ：人民卫生出版社，2025. 11.（儿童科学就医系列）. -- ISBN 978-7-117-37394-4

I. R446-44

中国国家版本馆 CIP 数据核字第 2025DT5329 号

儿童科学就医系列

儿童医学检查常见问题

Ertong Kexue Jiuyi Xilie

Ertong Yixue Jiancha Changjian Wenti

组织编写：苏州大学附属儿童医院
出版发行：人民卫生出版社（中继线 010-59780011）
地　　址：北京市朝阳区潘家园南里 19 号
邮　　编：100021
E - mail：pmph @ pmph.com
购书热线：010-59787592　010-59787584　010-65264830
印　　刷：北京盛通印刷股份有限公司
经　　销：新华书店
开　　本：710 × 1000　1/16　　**印张：**9
字　　数：120 千字
版　　次：2025 年 11 月第 1 版
印　　次：2025 年 12 月第 1 次印刷
标准书号：ISBN 978-7-117-37394-4
定　　价：59.00 元

打击盗版举报电话：010-59787491　E-mail：WQ @ pmph.com
质量问题联系电话：010-59787234　E-mail：zhiliang @ pmph.com
数字融合服务电话：4001118166　E-mail：zengzhi @ pmph.com

《儿童科学就医系列》

编写委员会

总主编 汪 健 吕海涛 王晓东

总主审 姚 炜 唐叶枫 阐玉英 丁 胜

编 委（以姓氏笔画为序）

王 梅 王红英 毛晨梅 史晓燕 冯柯红 朱振洪
朱慧娥 杜 娆 巫 瑛 李 静 杨小慧 张 芳
陆双泉 陈 艳 金慧臻 周万平 周雪梅 赵兴贺
闻 芳 姚红英 钱 华 盛 茂 盛晓郁 梁培荣
窦训武 樊明月

总 序

在当今这个信息爆炸的时代，如何获取科学、准确的医疗知识，是每个家庭尤其是每位家长不可回避的重要课题。面对儿童健康问题，家长既是第一时间的观察者，也是关键的决策者。然而，医学知识的复杂性与儿童健康的特殊性，使得许多家长在面对孩子的健康问题时感到无助甚至焦虑。基于此，苏州大学附属儿童医院怀着对儿童健康事业的责任与热忱，特别策划并组织编写了这套《儿童科学就医系列》科普丛书。

儿童不是成人的缩小版，他们在生理发育、免疫系统以及心理成长等方面都独具特点。这决定了儿童疾病的诊断与治疗需要更加专业化和精细化的应对，而这种专业性常常超出普通家庭的认知范围。家长们一方面需要了解常见疾病的预防和护理，另一方面也需掌握科学就医的基本原则，以便在关键时刻作出明智的选择。

《儿童科学就医系列》汇聚了多位国内顶尖儿科专家的研究与实践智慧，力求以科学严谨、通俗易懂的方式，为家长提供一份权威、实用的健康指南。这套丛书的内容覆盖了儿童成长的每一个阶段，从新生儿到青春期，涵盖了常见疾病的预防与处理方法，同时也详细介绍了健康管理、疫苗接种、心理发展和营养支持等方面的内容。这些知识不仅能帮助家长理解孩子的生理特点和疾病表现，还能有效提升家庭健康管理的能力。

尤其值得一提的是，这套科普丛书秉承“预防胜于治疗”的核心理念，不仅为家长提供了如何应对疾病的指导，还特别强调了日常健康管理的重要性，例如均衡饮食、适量运动、规律作息和心理健康等。通过这些科学的生活方式指导，家长们可以帮助孩子建立并养成健康的生活习惯，从根本上减少疾病的发生。

在互联网时代，各种真假难辨的健康信息扑面而来，这套科普丛书的编写始终坚持基于最新的医学研究成果，同时提醒家长以理性和批判的态度面对医疗信息，避免轻信谣言或盲从偏方。

愿这套《儿童科学就医系列》科普丛书成为每位家长守护孩子健康的得力助手，成为每个家庭信赖的常备书。我们相信，当科学的光芒照亮每一位家长的认知，也必将为孩子们的健康成长铺就更加坚实的道路。

让科学与爱同行，为每一个孩子的未来保驾护航！

中国工程院院士

2025 年 1 月

总前言

随着社会的进步和健康意识的提升，家长对于孩子健康的关注也日益增加。然而，在面对儿童疾病时，许多家长往往因为缺乏医学知识而感到困惑和无助。为了帮助广大家长更好地理解儿童常见病的症状、诊断与治疗，指导家长正确应对孩子的健康问题，促进家庭与医疗机构之间的有效沟通，《儿童科学就医系列》应运而生。

儿童科学就医，不仅关乎疾病的准确诊断与及时治疗，更关系到儿童身心的健康成长。《儿童科学就医系列》从儿童就医的实际需求出发，系统介绍了儿童就医的各个环节和注意事项。从如何选择医院、科室，到就医过程中的沟通技巧、注意事项；从常见疾病的预防、识别，到科学规范的诊断、治疗，本套科普丛书均进行了详尽的阐述。

在编写过程中，我们特别注重内容的科学性、实用性和可读性。我们邀请了多位在儿童医学和护理领域具有深厚造诣的专家学者，结合他们丰富的临床经验和研究成果，共同打造了《儿童科学就医系列》这套科普丛书。同时，我们还采用了通俗易懂的语言和生动的案例，力求让每一位家长都能轻松掌握儿童科学就医的精髓。

《儿童科学就医系列》不仅是一套儿童就医的实用手册，更是一套传递健康理念、提升健康素养的科普读物。我们希望通过这套科普丛书，能够引导家长们树立正确的就医观念，增强科学就医的意识和能力，让儿童在健康的环境中茁壮成长。

当然，医学是一个不断发展和进步的领域，儿童就医的知识和技术也在不断更新和完善。因此，我们在《儿童科学就医系列》这套丛书中介绍的只是当前阶段相对成熟和可靠的内容，并不代表未来不会有新的突破和发现。我们鼓励家长们在阅读学习本套科普丛书的同时，也要关注医学领域的最新动态，为儿童的健康保驾护航。

最后，衷心感谢所有参与《儿童科学就医系列》编写和审校的同仁们，是你们的辛勤付出和无私奉献，才使得这套科普丛书能够顺利面世。同时，我们也衷心希望这套科普丛书能够得到广大家长的喜爱和认可，为儿童的健康成长贡献一份力量。

《儿童科学就医系列》编委会

2025 年 1 月

前 言

自 1959 年以来，苏州大学附属儿童医院从最初的一座“小洋楼”逐步发展成为今日的一体多院体系，其中承载了几代人的医疗需求和健康期许。我们始终将儿童健康视为使命，不断提升医疗水平，为广大家庭提供优质服务。

健康管理离不开医学检查，医院各检查科室作为医院的重要组成部分，肩负着不同的医疗任务，每个科室都具有其独特的功能，它们相互独立又相互联系，为医院临床诊断提供了重要支持。

对于一些常见的医学检查项目、意义、注意事项等，很多家长仍存在很多的疑问和不了解。因此，我们组织了医院检验科、影像科、心超室、超声科、心电图科、脑电图科、病理科七个科室的专家，精心编写了这本科普书。本书从家长的角度出发，用问答的形式、通俗的语言为广大家长提供有关各科室检查项目的常见问题和注意事项，帮助家长朋友们更好地了解医学检查的相关知识，更科学地参与孩子的健康管理。

本书主要面向广大家长朋友们，尤其是希望获得医学检查前、中、后相关知识的家庭。在本书的编写过程中，我们不仅凝聚了医院各检查科室专家的智慧，还借鉴了广大家长朋友们的意见和建议，在此表示衷心的感谢！希望这本书能够成为大家了解医学检查相关问题的有效途径，让您更加从容地面对孩子的健康问题，更加科学地就医，苏州大学附属儿童医院的所有医护人员也时刻为孩子的健康成长保驾护航！

编　者

2025 年 1 月

目 录

三 超声检查篇

四 超声心动图检查篇

一

实验室检验篇

1. 什么是血常规检查，宝宝发热了，为什么医生建议做血常规检查

血常规检查是指通过观察血细胞的数量变化及形态分布从而判断血液状况及疾病的检查，包括有红细胞（red blood cell，RBC）、血红蛋白（hemoglobin，Hb）、白细胞（leukocyte，leucocyte，white blood cell，WBC）、白细胞分类计数（white blood cell differential count，differential leukocyte count）及血小板（blood platelet，PLT）等。

发热时查血常规主要是为了明确发热的原因，帮助医生选择合适的药物进行治疗、判断病情进展和评估预后。

（1）发热原因：发热是由很多种原因造成的，比如非感染因素或者感染因素，感染因素最常见的有细菌、病毒、支原体等，而非感染性疾病大多数是因为免疫系统疾病所导致的，还包括肿瘤和血液风湿病。

（2）病情进展：在治疗的过程中定期复查血常规，能够帮助判断病情进展。比如白细胞数值由升高逐渐下降，说明炎症逐渐好转。如果白细胞数值继续上升，说明炎症可能还在加重。

（3）评估预后：如果发热缓解以后复查血常规各项数值均在正常范围内，说明预后病情可能较好。如果各项数值仍有异常，说明可能存在某些慢性疾病，需要继续巩固治疗。

总之，血常规是发热患儿常用的检查项目，目的是明确发热原因，帮助医生选择合适的药物进行治疗、判断病情进展和评估预后。

2. 从血常规检查结果中怎么能看出来宝宝是病毒感染还是细菌感染

爸爸妈妈拿到宝宝的血常规报告单，一般都着急地想知道宝宝是被病毒还是细菌感染了？从血常规检查结果判断宝宝是病毒还是细菌感染，主要根据白细胞、中性粒细胞、淋巴细胞检测结果分析。

通常来说，细菌感染主要看白细胞和中性粒细胞的数值变化。如果白细胞数高于正常值时，表示有细菌感染的可能性，超过正常值的程度越高则表明感染越严重。中性粒细胞的数值变化也能显示是否有细菌感染，如果高于正常值表示有细菌感染的可能。超过正常值越高，表示感染的程度越严重。

病毒感染主要看淋巴细胞的相关数据。如果报告单显示淋巴细胞绝对值和百分率增加，说明淋巴细胞增多。淋巴细胞主要作用是产生抗体对抗病毒，如果淋巴细胞数值增高，说明存在病毒感染。部分病毒感染也会导致白细胞升高，如传染性单核细胞增多症、流行性出血热、感染早期等。

需要注意的是血常规检查只是辅助检查，要判断是病毒还是细菌感染，需结合临床症状和其他检测结果综合判断。在用药治疗后复查血常规也可以有效地判断治疗的有效性。

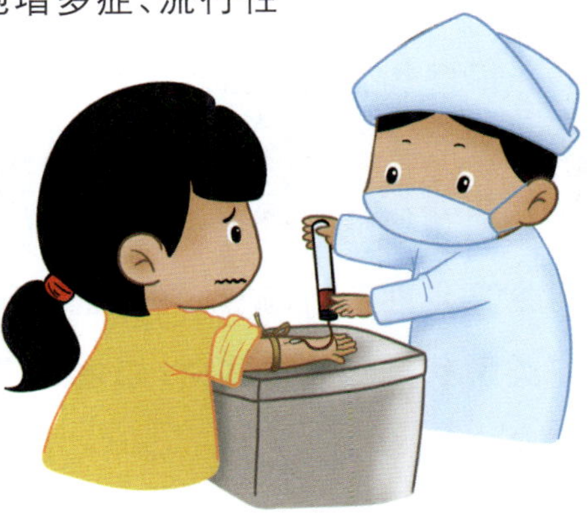

3. 从血常规检查结果中怎么看宝宝有没有贫血

贫血指人体的血红蛋白浓度、红细胞计数和红细胞比容低于相应年龄组、性别组和地域组人群的参考范围下限的一种症状。宝宝的脸色发白，爸爸妈妈会想到去医院检查一下宝宝有没有贫血。

贫血的实验室检查，一般是先选择血常规检查，判断是否存在贫血。然后选择进一步检查的项目来确诊是哪种类型的贫血。

（1）贫血的程度：一般根据血红蛋白浓度来划分贫血的程度：

轻度贫血：血红蛋白大于 90 克/升低于相应组别参考范围下限；

中度贫血：60~90 克/升；

重度贫血：30~60 克/升；

极重度贫血：小于 30 克/升。

（2）贫血的类型：贫血可根据不同的分类方法确定其类型。

根据形态学分类法：依据血常规中的红细胞形态指标，红细胞平均体积、红细胞血红蛋白含量、红细胞平均血红蛋白浓度可分为大细胞性贫血、正细胞性贫血和小细胞性贫血。

根据贫血的病因及发病机制分类：根据发生的病理生理机制可分为骨髓生成减少、红细胞破坏过多和丢失过多三大类：骨髓生成减少一般是指造血功能障碍或者造血物质不足或造血物质利用障碍，常见的贫血是再生障碍性贫血、缺铁性贫血、巨幼细胞贫血等；红细胞破坏过多常见贫血类型就是溶血性贫血，如蚕豆病等；红细胞丢失过多，如急慢性失血性贫血。

4. 宝宝经常流鼻血，为什么医生建议做血常规检查

宝宝经常流鼻血可能令父母很担心，这是为什么呢？流鼻血的原因有很多，可能是鼻腔干燥、过敏性鼻炎、慢性鼻炎等导致鼻内毛细血管破裂出血，也可能是由于血液问题，如血小板数量减少、凝血因子缺乏等导致凝血功能下降引起的出血。这就是医生经常会建议做血常规、凝血功能等血液检查的原因。

血常规中有一个指标叫“血小板”，它具有维持血管内皮完整性及黏附、聚集、释放、促凝和血块收缩等功能，是止血和凝血检查最常用的筛查指标之一，所以当机体出现出血比如鼻出血，我们通常通过血小板的数量来判断是不是因为血小板减少导致的鼻出血。如果孩子经常流鼻血，并且常伴随皮肤瘀斑、体重下降、发热等不适症状，就需要做相关的血液检查来排除血小板减少、血友病等血液疾病，而血常规是临床应用最广泛、也是最简单的初筛项目之一。

经常鼻子流血的宝宝，家长可带其到医院耳鼻咽喉科就诊，完善血常规、凝血功能检查等，了解出血原因后对症治疗。

5. 宝宝采指血时，为什么检验科医生经常建议用左手的无名指呢

通常到医院检验窗口采集末梢血的时候，采血医生经常说的一句话就是“请伸出左手”，这是为什么呢？因为大多数的小朋友都是习惯用右手，所以在宝宝的左手扎针采血不会影响宝宝正常吃饭、写作业和玩玩具等一些活动，同时也可以较好地保护穿针刺伤口，一定程度上可以避免穿刺处的感染。如果小宝宝是一个左利手，可以告诉医生采集右手的无名指哦。

那么为什么都用无名指呢？无名指是我们手指中用的频率较低的一个手指，相比食指和小指来说，无名指的指腹要更大更厚一点。这样我们穿刺时，宝宝感受到的疼痛感就会比食指和小指要低得多，而且无名指毛细血管也比其他手指要多，末梢血的循环也比其他手指要好一些，这样采集血量也会更容易一些，同时挤压手指带入的组织液也会相对少一点，检查的结果会更准确一些。

小宝宝前面几天或者当天刚刚采集过左手无名指，一定要用这个手指吗？不是的，我们也可以使用跟无名指接近的中指，中指的毛细血管和使用的频率跟无名指相似。实际操作中，采集哪只手和哪个手指，一般都是根据小宝宝的用手习惯和末梢血循环而定，最主要的原则就是检验结果更真实、可靠，同时尽可能减少小宝宝的不适感。

6. 宝宝采血后需要注意哪些问题

当宝宝需要采血做检查时，不管是静脉（大血）还是末梢血（小血），对于父母来说可能都是一次令人担忧的经历。怎样才能减少宝宝采血的不适和后顾之忧呢？以下是宝宝采血后，我们家长需要注意的一些问题：

（1）压迫止血点：在采血后，医生通常会在采血点施加轻柔的压力，以促进血液凝结并防止出血。家长需要留意采血点，并按照医生的建议继续压迫止血点，直至完全止血。按压时切忌来回揉搓，揉搓可能会导致血管渗血，过后出现皮肤淤青等情况。

（2）避免剧烈活动：宝宝在采静脉血后，家长尽量让宝宝保持安静，短时间内尽量避免剧烈摇晃或跳跃等活动，以免刺激采血点并引起出血。

（3）观察采血点：在采血后，家长要经常观察采血点周围的情况。如果发现出血持续或者出现异常肿胀、疼痛等情况，应该立即就医。

（4）观察宝宝的反应：有些宝宝可能对采血感到不适或焦虑，这可能会导致情绪波动或哭闹。父母需要给予宝宝足够的关爱和安抚，让他们感到安心和舒适。

总的来说，宝宝采血后需要父母的关爱和关注，以确保他们的安全和舒适。如果在采血后出现任何不适或异常情况，应该及时向医生咨询并寻求帮助。

7. 宝宝反复不明原因地发热，为什么医生建议做尿常规检查

在医院看病时，我们可能经常听医生说，去验个小便吧！这个通常指的是做尿常规检查。尿常规检查是指通过检查尿液的性状、色泽、酸碱度以及尿液中的红细胞、白细胞、尿糖等，来初步筛查小朋友是否有泌尿道疾病或者肾脏疾病。

对于孩子来讲，2 岁以下婴幼儿尿路感染发病率相对较高，不明原因的发热可能是宝宝尿路感染症状之一。一般尿路感染会出现尿频、尿急、尿痛的症状，但是宝宝他们无法用语言表达出来，所以宝宝反复发热，同时呼吸道、消化道等感染灶不能确定，在就诊时除了血常规之外尿常规就是常规筛查项目之一。

尿常规中的颜色和透明度也可以初步判断是否有炎症，当尿液呈黄白色或者白色并出现浑浊，一般会有两种情况：一种是由于尿液含有大量的白细胞所致，另外一种就是尿液里含有高浓度的盐类结晶所致。如果发现宝宝尿液出现白色浑浊，建议去医院检查尿常规看是不是尿路感染导致的。

往往尿路感染的早期尿液中的白细胞数量不会达到肉眼可见的白色浑浊状态，尿常规中还有白细胞酯酶、亚硝酸盐、白细胞计数和细菌数都可以反映是否存在尿路感染，当以上出现了阳性或者弱阳性建议做进一步的尿培养检查来确定是什么细菌感染以及通过药敏试验来科学地选择药物。

8. 做尿常规检查前需要注意哪些事项

尿常规检查是一种常见的临床检查方法，通过分析尿液的成分和性质，可以为医生提供诊断疾病和评估患者健康状况的重要信息。在进行尿常规检查前，有几个重要事项需要注意：

（1）尿液标本的采集：正确、合理和规范化地采集尿液标本是尿液检查前质量保证的主要内容。合格的尿液标本才能真实地反映宝宝的实际状态。

（2）采集前的准备：宝宝需要注意合理、均衡的膳食，不要过度摄入蛋白或者脂肪，也不要喝饮料、咖啡等刺激性饮品，这些物质会对检查结果产生影响。

（3）避免污染：对于很小的宝宝留取尿液是比较困难的，可以采用集尿袋来收集宝宝的尿液，无论是通过直接留取的还是通过集尿袋收集的尿液都需要避免污染。留取尿液时要注意，用清水清洗局部阴茎、尿道或会阴区，留取尿液中应避免异常分泌物、粪便等污染。在排尿过程中，留取中段尿液做检查，即连续排尿过程中，初始尿液和终末尿液不要，只留取中段清洁尿液，这样留取的标本受体表细菌和外界细菌干扰或污染的可能性小，对检查结果的准确性影响较小。

（4）采集的时间：一般推荐使用第一次晨尿，就是早晨起床后的第一次尿，通常建议尿液在膀胱潴留至少 2~4 个小时。晨尿的特点在于其浓缩度较高，可以提高细菌培养和细胞的检出率。

（5）采集的量：一般需要达到 10 毫升进行尿液常规检查。

扫码看视频，尿常规检查注意事项

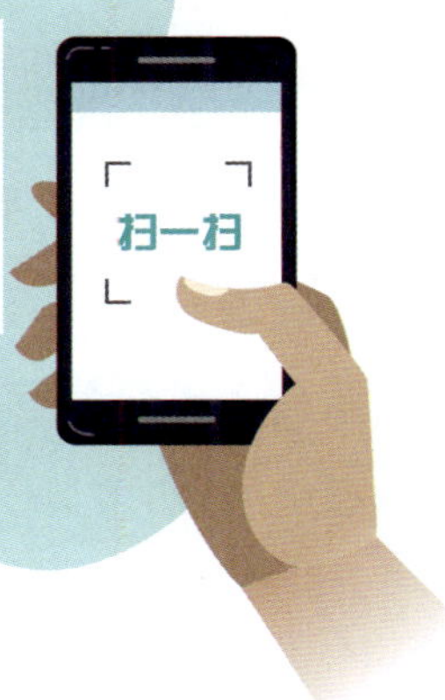

（6）送检的时间要求：一般尿液留取后，应在 2 小时内尽快送检，以避免细菌繁殖、细胞溶解等。

（7）保存的条件：如果 2 小时内不能送达实验室，冷藏是保存尿液最简单的方法，一般可以保存 6 小时左右。

（8）采集的容器：需要使用清洁干燥无污染的容器。

总的来说，尿常规检查前需要注意保持尿液样本的清洁、新鲜、避免影响检测结果的食物或药物摄入，并且保证足够的检测量，这些都有助于确保检测结果的准确性，为医生提供正确的诊断依据。

9. 儿童尿常规检查发现尿蛋白“阳性”，这是怎么回事

儿童尿常规检查如果显示尿蛋白“阳性”，家长可能会感到困惑和担心，不知道这是怎么回事。我们来简单解释一下吧。

首先，尿常规检查中的尿蛋白是快速筛查肾脏功能的一个重要指标。在正常情况下，尿蛋白的含量应该是很少的，但如果尿液中的蛋白浓度超过一定程度，就可能出现“阳性”的情况。通常情况下，尿蛋白阳性可能有以下几种原因：

（1）生理性蛋白尿：这意味着蛋白尿的出现可能是正常生理反应的一部分。比如，剧烈运动后、发热、情绪激动，或者身体暴露于极端温度下时，都可能导致暂时性的尿蛋白增加。体位性蛋白尿，又称为胡桃夹现象，由于左肠系膜上动脉和腹主动脉的夹角在直立位时压迫左肾静脉，使左肾静脉压力增高所致，多见于瘦长体型的儿童及青少年。

（2）病理性蛋白尿：临床上诊断蛋白尿的标准一般是尿液中蛋白浓度

达到 100 毫克/升或者 24 小时尿液中蛋白含量为 150 毫克。此时的尿常规中的尿蛋白一般会是 1+~3+之间，但是需要注意的是尿常规出现了弱阳性也要进行定期的复查或者进一步做尿蛋白全套或者 24 小时尿蛋白来排除早期肾脏损伤。早期筛查、早期诊断对疾病的治疗和预后具有积极的影响。

（3）干扰物导致的假阳性：尿蛋白检测也受多因素的影响，比如尿液过酸过碱、尿液高比重、服用如奎宁、磺胺等药物以及采样后标本放置时间过久等都会造成尿蛋白假阳性。

如果一次尿常规检查显示尿蛋白阳性，家长不必过于紧张。建议可以再次收集清晨起床后的尿液进行复检，如果结果依然阳性，最好及时就医，进行进一步的检查和治疗。及早发现问题，有助于更及时地采取治疗措施，保护宝宝的健康。

10. 宝宝尿液变色是怎么回事

宝宝吃了红心火龙果尿液变红，通常情况下属于正常现象。因为红心火龙果是一种含色素的食物，里面含有一定量的甜菜红素，这种色素食用后不容易被人体分解，也不会吸收，因此会跟随粪便和尿液排出，出现尿液发红的现象，是一种正常生理反应，一般不必过度担心。除了红心火龙果，有的药物也会造成小便颜色改变，比如口服利福平后，小便会呈现砖红色。但是如果宝宝没有吃红心火龙果或其

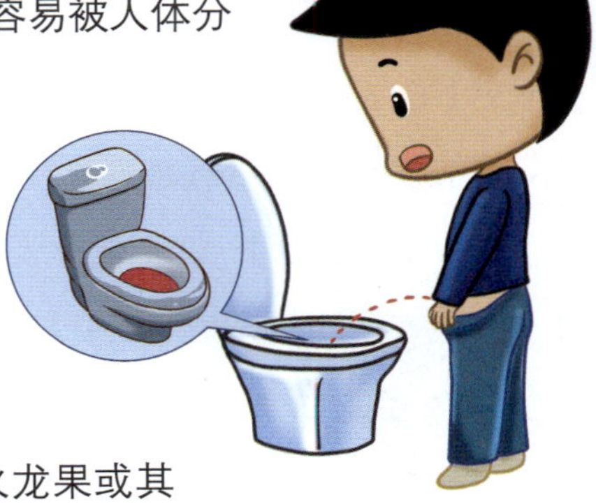

他含色素较多的食物，出现尿液发红，甚至酱油色的现象，那就要考虑是出现疾病状况了，例如尿道炎、膀胱炎、溶血等，建议及时带宝宝去医院检查，对症治疗。

宝宝尿液有时候变黄一般会有以下几点原因：

（1）食物因素：可能是宝宝进食大量的黄颜色食物，例如木瓜、胡萝卜等，就会出现尿很黄的情况，是一种正常的现象。当食物在宝宝体内代谢和排泄完，症状就会逐渐消失。

（2）发热：由于宝宝在发热等情况下，出汗及不显性失水会逐渐增多，导致尿液浓缩，就会出现尿很黄的情况，提示体内水分缺失。此时建议适当增加饮水，保持有效循环血量。

（3）黄疸：由于各种原因造成宝宝体内胆红素水平升高，不能及时通过肝脏代谢，胆红素从尿液排泄后，小便颜色会加深，此时需要及时就医，查找病因。

11. 宝宝腹泻为什么医生建议做粪常规检查，为什么尿不湿上的粪便不建议送检

粪常规检查是指通过观察粪便的性状、细胞、细菌、虫卵等有形成分以及潜血（隐血）试验等，了解消化道有无细菌、病毒及寄生虫感染，及早发现消化系统疾病等的常规检查。

宝宝拉肚子时，做粪便化验可以帮助医生找出引起拉肚子的原因。粪常规检查可以检测粪便中是否含有白细胞、红细胞等成分。如果粪便中含有较多的白细胞，通常说明是由细菌感染引起的拉肚子。在病理情况下，粪便中白细胞数量与炎症的程度和部位相关。如果粪便中除了白

细胞外还含有大量的红细胞，可能表明引起拉肚子的细菌具有较强的侵袭性。

另外，如果宝宝的粪便呈现出蛋花汤样，尤其是在秋冬季节，就需要高度怀疑是感染了轮状病毒肠炎。轮状病毒感染好发于6月龄到两岁的宝宝。在这个年龄段，孩子拉肚子时特别要留意粪便的性状。如果怀疑是轮状病毒引起的拉肚子，可以进行粪便轮状病毒的检查。

粪便检查对于了解宝宝拉肚子的原因以及采取相应治疗措施至关重要。但很多家长在宝宝拉肚子时会将尿不湿带去医院作为粪便样本，却被告知这种标本不可用。这可能会让家长感到困惑，为什么明明尿不湿上有大便，却不能用来化验呢?

原因在于粪便的常规检验涉及多种指标，包括颜色、性状、气味、细胞、虫卵、潜血等，而尿不湿里吸水的成分含有化学物质，并且吸走了粪便中的液体成分，这会影响化验结果的准确性。

正确的粪便标本采集要求是：新鲜、容器洁净干燥、不可混入尿液。家长在取样时可以用一个小尿杯或者塑料袋装取粪便。为了确保标本的新鲜度，最好在2小时内将样本送到实验室。如果无法在2小时内送达，可以选择冷藏保存，一般可保存6小时左右。

因此，家长在宝宝拉肚子时采集粪便样本时，务必注意以上要求，这样才能确保化验结果的准确性，从而帮助医生做出正确的诊断和治疗方案，帮助宝宝尽快康复。

12. 宝宝粪便潜血试验“阳性”是怎么回事

粪便隐血阳性是否严重，需要根据具体的原因进行分析，原因比较多，例如为生理性原因，如饮食问题；例如为病理性原因，如感染、消化道溃疡、肛门出血、钩虫病、肝硬化、消化道异物等。

（1）生理性原因：若短期内摄入过多血液制品的食物，如羊血、鸭血、猪血、鸡血等，这类食物含铁血红素较高，可能会导致出现粪便隐血假阳性的情况，此时无须进行特殊治疗可自行恢复。

（2）病理性原因

感染：若由于感染而出现急性肠炎、细菌性痢疾等疾病时，也可导致粪便隐血阳性；

消化道溃疡或其他原因消化道出血：消化道溃疡面或其他一些原因导致的出血，往往大便颜色较深甚至为黑色，此时潜血试验会显示阳性；

肛门出血：需明确粪便隐血阳性是否为肛门出血所致，如肛门损伤、痔疮等，若是肛门损伤所致时，使用痔疮药物可获得较好的治疗效果；

钩虫病：是由于钩虫寄生在人体所致，钩虫会吸附在小肠黏膜上，以黏膜表皮和血液为食，且会经常变更部位，此时会造成出血；

消化道肿瘤：若存在肿瘤等情况时，同样会出现以上情况，此类疾病有可能会影响生活质量，并且会降低生存率，因此属于比较严重的情况。

当粪常规检查潜血阳性时，如果没有其他临床表现，大多跟饮食相关，为生理性原因造成的，建议继续观察，必要时复查。如果粪便潜血阳性，同时伴随有其他症状，比如腹痛、贫血、消瘦等，建议完善其他检查，如胃镜、腹部 CT 等检查，以查明具体病因进行相应治疗。

13. 呼吸道病毒感染的宝宝，需要做哪些检查项目，有什么意义呢

针对怀疑感染呼吸道病毒的宝宝，需要进行一系列的检测项目以确认诊断和治疗方案。以下是这些检测项目的意义：

（1）呼吸道病毒快速检测：这个检测项目可以快速检测出呼吸道病毒感染，包括肺炎支原体。这有助于医生尽早确认病因，采取相应的治疗措施。

（2）肺炎支原体核酸检测：这项检测可以检测样本中是否存在肺炎支原体的核酸，是诊断肺炎支原体感染的主要方法之一。阳性结果可以确认肺炎支原体感染，从而指导治疗。

（3）血常规检查：血常规检查可以评估宝宝的血液情况，包括白细胞计数、中性粒细胞比例等指标。在感染时，白细胞计数常常升高，中性粒细胞比例也可能增加，这是机体免疫反应的表现。

（4）C反应蛋白（C-reactive protein，CRP）检测：CRP是一种急性期蛋白，其水平在炎症和感染时会升高。检测CRP水平可以帮助评估炎症的程度和感染的严重性。

（5）其他病原体检测：除了肺炎支原体外，还可能进行其他病原体的检测，如流感病毒、呼吸道合胞病毒等。这有助于全面评估宝宝的感染情况，制定更加全面的治疗方案。

（6）肺部影像学检查（X线、CT等）：肺部影像学检查可以显示肺部病变的情况，如炎症、浸润等，有助于评估感染的范围和严重程度。

综合以上检查项目的结果，医生可以更准确地判断宝宝的病情，确定感染的病原体和感染的程度等情况，从而制定针对性的治疗方案。

14. 怀疑宝宝肺炎支原体感染了需要做哪些检查呢

如果宝宝出现了发热、咳嗽等呼吸道感染症状，怀疑和肺炎支原体感染有关，医生一般会建议做病原体的检测，那么我们常用的病原体检查有哪些，各有哪些意义呢？

（1）抗原快速检测（金标法）：这是一种快速检测方法，利用特异性单克隆抗体对肺炎支原体的抗原进行检测。样本（如咽拭子、鼻拭子、痰样本）与试剂中的抗体结合后，形成可见的色带，阳性结果表明样本中存在肺炎支原体抗原。

（2）核酸扩增试验：这是一种常用的检测方法，可以在呼吸道样本（如咽拭子、鼻拭子、痰样本）中检测肺炎支原体的 DNA。PCR 检测的敏感性和特异性较高，可以快速准确地确认感染。

（3）血清学检测：包括检测患者血清中的肺炎支原体特异性 IgM 和 IgG 抗体水平。IgM 抗体通常在感染后的 1~2 周内出现，而 IgG 抗体则在感染后的 2~4 周内出现，持续时间较长。通过检测血清中的抗体水平，可以判断感染的阶段和病情严重程度。

（4）痰培养：通过采集患者的痰样本进行培养和细菌学检查，以分离和鉴定肺炎支原体。这种方法可以确认感染，并进行药物敏感性测试，以指导抗生素治疗的选择。

综上所述，针对怀疑肺炎支原体感染的患者，通常可以进行抗原快速检测、核酸扩增试验、血清学检测、痰培养等多种检测，根据感染的时间、病程等个体情况选择合适的检测方法。

15. 宝宝感染过肺炎支原体，肺炎支原体 IgM 抗体和 IgG 抗体一般多久会消失

一般在感染肺炎支原体后，人体的免疫系统会产生特异性的抗体，包括 IgM 抗体和 IgG 抗体，以应对感染。关于这些抗体在体内存在的时间，我们有以下几点需要了解：

（1）IgM 抗体：IgM 抗体是最早产生的抗体，通常在感染后的 1~2 周内出现，达到峰值后逐渐减少，并在数周至数月内消失。因此，如果检测到肺炎支原体的 IgM 抗体，可能表示最近曾经感染过该病原体。如果宝宝之前就曾感染过且治疗后好转，一两个月后又发热、咳嗽，去医院检查 IgM 抗体的话可能还是阳性，这时就不能仅仅通过 IgM 抗体就判断宝宝是肺炎支原体感染，建议进行肺炎支原体核酸检测来判断。

（2）IgG 抗体：IgG 抗体是相对较晚产生的抗体，通常在感染后的 2~4 周内开始产生，但其存在时间更长，可以持续几个月甚至数年。因此，即使感染后一段时间，人体内仍然可以检测到肺炎支原体的 IgG 抗体。

需要注意的是，即使抗体消失了，也不代表免疫力完全消失，因为人体还会通过其他机制来应对再次感染，比如记忆性免疫细胞的作用。此外，即使感染后产生了抗体，也不意味着永久免疫，因为肺炎支原体存在多种血清型，人体对于不同血清型的免疫情况可能不同。

肺炎支原体的 IgM 抗体和 IgG 抗体在感染后会相继产生，并在一定时间内存在于人体内，但具体的持续时间会因个体差异和感染情况而异。如果有相关疑问，建议及时咨询医生进行详细的咨询和检测。

16. 怀疑流感病毒感染一般需要做哪些检查

流感是一种由流感病毒引起的呼吸道传染病，通常表现为发热、咳嗽、喉咙痛、鼻塞、肌肉疼痛等症状。对于出现流感症状的人群，及时进行相关检查可以帮助确定病情，采取适当的治疗措施。下面是流感常见的检查项目：

（1）流感病毒核酸检测：这是一种常用的诊断方法，通过检测患者咽拭子或鼻拭子样本中的流感病毒核酸来确认是否感染了流感病毒。这项检测通常在流感症状出现后的 48 小时内进行，能够迅速确定病情。

（2）快速抗原检测：这是一种快速诊断流感的方法，通常在医院或诊所中进行。医生会采集患者的鼻黏膜样本，然后使用试剂盒进行检测，能够在几分钟内确定是否感染了流感病毒。

（3）血液检查：流感病毒感染后，机体会产生一些免疫反应，如白细胞计数和 C 反应蛋白水平可能会升高。因此，血液检查可以作为辅助诊断的手段之一。

（4）X 线检查：在某些情况下，流感可能引发并发症，如肺炎。如果患者出现呼吸困难或胸部疼痛等症状，医生可能会建议进行胸部 X 线检查，以排除并发症的可能性。

总的来说，及时进行相关检查可以帮助医生确认流感病毒感染，从而采取适当的治疗措施。如果出现流感症状，建议尽早就医，并按医生建议进行相应的检查和治疗。同时，家长要帮助宝宝加强个人防护，如勤洗手、戴口罩，流感流行季节，避免或减少带宝宝到人群密集的公共场所，以减少流感的传播。

17. 新型冠状病毒抗体阴性可以排除新型冠状病毒感染吗

儿童感染新型冠状病毒（简称“新冠病毒”）3~5 天后血清特异性抗体逐渐产生，首先出现的是 IgM 抗体，然后出现 IgG 抗体。因为在新冠病毒感染的发病早期，尤其是第一周内，IgM 和 IgG 抗体的检测阳性率均较低，因此抗体检测阴性不能排除新冠病毒感染，应结合核酸结果进行综合判断，具体详见表 1。

表 1 抗体和核酸结果解读

结果类型	IgM	IgG	核酸	临床意义
1	+	+	+	患儿处于新冠病毒感染活跃期，且人体已对病毒产生一定免疫能力。
2	+	−	+	患儿处于新冠病毒感染早期。
3	−	+	+	患儿处于新冠病毒感染中晚期或复发感染。
4	−	−	+	患儿处于新冠病毒感染“窗口期”，一般为 1~2 周。
5	+	+	−	患儿处于新冠病毒感染恢复期，体内病毒被清除，但抗体暂未降低至正常范围；核酸检测结果假阴性。
6	+	−	−	患儿处于新冠病毒感染早期，病毒载量低于核酸检测下限；核酸检测结果假阴性，建议重复取样复查核酸。
7	−	+	−	患儿可能既往感染新冠病毒，但已恢复或体内病毒被清除。
8	−	−	−	患儿未感染新冠病毒或已经康复。

注：“+”：结果阳性，“−”：结果阴性。

此外，抗体检测的准确性也可能受到多种因素的影响，包括检测方法的不同、样本采集的质量等。因此，单一的抗体检测结果不能作为诊断感染与否的唯一依据，还需要结合临床症状、病史等多方面信息进行综合评估。

因此，新型冠状病毒抗体阴性并不意味着感染一定被排除。如果宝宝有发热、咳嗽、精神状态不佳等情况，应及时就医。

18. 医生为什么建议矮小的孩子做外周血染色体检查

矮小是指个体身高低于正常范围的生长发育异常。对于儿童来说，正常的生长发育是健康成长的重要标志之一。在儿童生长过程中，医生通常会根据年龄、性别和家族遗传特征，参考生长曲线来评估儿童的生长情况。如果儿童的身高明显低于同龄儿童的平均水平，可能会被诊断为矮小。

身高的发育受到多种因素的影响，包括遗传因素、营养状况、内分泌功能等。因此，矮小可能由遗传因素、生长激素缺乏、甲状腺功能减退、慢性疾病、营养不良等多种原因引起。医生通常会进行一系列的检查来确定导致矮小的具体原因。其中之一就是外周血染色体分析，它是一种用于检测个体染色体数量和结构是否正常从而获取遗传信息的实验室方法。

染色体是遗传信息的载体，它们决定了我们身体各部分的发育和功能。在人体细胞中，通常存在着 46 条染色体，任何影响染色体数量或结构的异常变化都可能导致严重的后果。如果染色体异常涉及调控身高的基因，使得这个基因的功能受到了影响就可能导致生长发育的异常，其中包括矮小。例如，Turner 综合征（45，X）是一种由于女性缺少一条 X 染色体而导致的生长发育障碍，患者通常表现出身高矮小、第二性征发育不良等症状。而 Klinefelter 综合征（47，XXY）则是一种男性多了一条 X 染色体的疾病，同样会导致患者生长发育迟缓，呈现出矮小的体态。

在矮小症的诊断中，外周血染色体分析具有重要的价值。除了 Turner 综合征和 Klinefelter 综合征这两种较为常见的导致矮小的染色体异常外，外周血染色体分析还能发现其他可能导致矮小症的染色体异常，包括缺失、重复、易位等多种形式，导致了染色体上的生长调控基因受到影响，从而影响生长发育。

因此，通过外周血染色体分析，医生可以发现和排除与矮小及其他生长发育异常有关的染色体异常。同时结合患者的临床表现、家族史、体格检查以及其他实验室检查结果，进行综合分析，确定病因并制定相应的治疗方案。早期发现和干预可以有效改善矮小患者的生长发育情况。

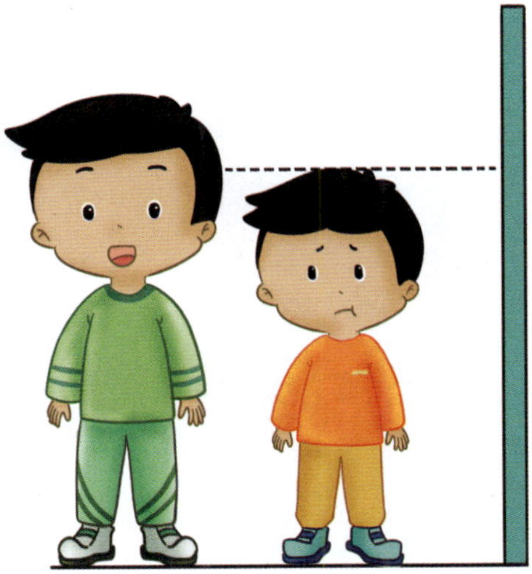

19. 宝宝为什么需要检查乙肝两对半，有哪些意义呢

乙肝是一种由乙型肝炎病毒感染引起的肝脏疾病，呈世界性流行。《慢性乙型肝炎防治指南(2022 年版)》显示，目前我国一般人群乙肝流行率约为 6.1%，慢性乙肝病毒感染者约 8 600 万例，其中慢性乙型肝炎患者为 2 000 万~3 000 万例。乙肝病毒主要可通过母婴、血液、破损的皮肤黏膜及性接触传播。我们经常会听说，有没有感染乙肝病毒要抽血检测“两对半”，那么什么是“两对半”呢？乙肝两对半又叫乙肝五项，是乙肝的 5 个血清学

标志，它们分别是：

两种抗原：乙肝表面抗原（HBsAg），乙肝 e 抗原（HBeAg）。三种抗体：乙肝表面抗体（HBsAb），乙肝 e 抗体（HBeAb），乙肝核心抗体（HBcAb）。其中抗原代表的是乙肝病毒成分，抗体代表的是机体针对乙肝病毒抗原产生的抗体（通俗来说抗原是坏的，抗体是用来对抗坏东西的好东西）。相应的抗体对应相应的抗原，称为一对，而核心抗体对应的抗原在血液中难以测出，所以“落单”了，称为半对，因此我们称之为乙肝两对半。

检查乙肝两对半有两个重要意义，一是乙肝的早期筛查，一旦发现有病毒感染可以及时干预，避免病情持续发展引起严重后果。二是检测疫苗接种后抗体的产生情况，宝宝出生后即会接种乙肝疫苗来预防乙肝病毒感染，大多数人在接种完第三剂疫苗后的 1~2 个月内会形成充足的抗体水平，这时候可以检测到抗体。简单来说，通过乙肝两对半检查可以判断宝宝是否已经产生了抗体，判断疫苗接种是否成功，这也是家长特别关心的。

20. 家庭成员中有结核病患者，宝宝可以做哪些检测以确定宝宝是否受到感染

如果家庭成员中有结核病患者，可能对宝宝的健康构成了潜在风险。这种情况下，可以考虑给宝宝做以下检测以确定是否受到感染：

（1）病原体检查：这是一种特异性比较高的实验方法，通过各种检测方式直接检测病原体来判断是否感染：

痰液找结核分枝杆菌：一般通过抗酸染色用显微镜来找结核分枝杆菌，这种方法最直接查找病原体。

结核分枝杆菌培养：结核分枝杆菌培养也是一种特异性比较高的实验方法，但是由于结核分枝杆菌的培养周期较长一般需要 4~6 周的时间，所以临床上会在培养结果出来前用其他辅助检查来综合判断。

核酸检测：通过聚合酶链反应（polymerase chain reaction，PCR）技术能够检测结核分枝杆菌的特异性片段达到鉴定菌种，能够快速诊断结核病，也是临床中选择较广泛的实验方法。

（2）血清学检查：这是一种通过检测人体产生的抗体来间接反映是否感染结核分枝杆菌的方法，这种方法特异性不高但是敏感性较高。

结核菌素试验（tuberculin test，TST）：结核菌素试验是一种常用的筛查结核菌感染的方法。通过皮内注射结核菌素，并在 48~72 小时后观察注射部位的反应情况。阳性反应表明宝宝已被结核菌暴露，但不意味着患有活动性结核病。

γ 干扰素释放试验（interferon-γ release assay，IGRA）：IGRA 是一种血液检测方法，用于检测宝宝是否感染了结核分枝杆菌。

（3）胸部 X 线检查：对于那些可能感染结核病的宝宝，医生可能会建议进行胸部 X 线检查。这可以帮助医生检查是否存在肺部感染或其他与结核病相关的病变。

（4）临床症状观察：除了检测，还需要密切观察宝宝是否出现与结核病相关的临床症状，例如长期咳嗽、发热、乏力、食欲减退等。

如果宝宝有结核病患者接触史或具有其他感染高风险，请务必在医生的指导和建议下选择合适的检测项目，及时的筛查可以有效地预防感染和控制疾病的发展。

21. 乙肝两对半检查结果中，出现哪些情况后会建议宝宝补打乙肝疫苗呢

乙肝两对半检查是一种常用于评估乙型肝炎病毒（hepatitis B virus，HBV）感染状态的血液检测方法。这种检查通过检测乙肝病毒抗原和抗体的存在来判断个体的感染状况。

乙肝两对半也叫乙肝五项分别是乙肝表面抗原、乙肝表面抗体、乙肝e抗原、乙肝e抗体和乙肝核心抗体。我们平时说的抗体就是乙肝表面抗体，一般两种情况下体内表面抗体会阳性，一种是接种了乙肝疫苗，另外一种就是感染过乙肝病毒。宝宝出生的时候接种的第一针疫苗就是乙肝疫苗，一月龄时接种第二针，六月龄时接种第三针，所以宝宝体内会产生乙肝表面抗体。但是有两种情况会导致体内没有抗体，第一种是有极少数人接种疫苗后免疫失败导致体内没有抗体，另外一种就是时间长了抗体慢慢地消失了。根据乙肝两对半检测结果，以下情况可能建议宝宝补打乙肝疫苗：

（1）当乙肝五项全阴，说明体内没有抗体，为了预防乙肝感染，这种情况下需要接种或补种乙肝疫苗。

（2）当乙肝核心抗体阳性，其余四项全阴，提示曾经感染过乙肝病毒后身体已恢复。核心抗体不是中和抗体，其阳性对机体没有保护能力，所以乙肝核心抗体单独阳性者也是建议接种或补种乙肝疫苗。

（3）若有做定量检测，乙肝表面抗体是阳性，但是定量值在10~100毫国际单位/毫升之间，说明体内还有少量的抗体，但是这些少量的抗体具有较弱保护能力，建议可以进行补种乙肝疫苗来加强免疫。

如果乙肝表面抗原阳性，这说明处于乙肝病毒感染状态，这时接种疫

苗已经达不到预防感染的目的了，也就没有必要接种了，需要及时进行就诊治疗。

22. 新生儿检测“TORCH”项目有什么意义

新生儿检测“TORCH”是用来发现新生儿是否感染了一些可能危害他们健康和发育的病原体的检查。TORCH是五种病原体的英文缩写，分别是：

（1）T——弓形虫（Toxoplasma，Tox）：这是一种寄生虫，它可以通过接触猫粪便或吃生肉等途径感染人类。如果孕妇感染了弓形虫，可能会导致胎儿畸形、流产、早产或死亡。如果新生儿感染了弓形虫，可能会出现发热、黄疸、肝脾肿大、贫血、脑积水等症状。

（2）O——其他（Others）：是其他病原微生物，如梅毒螺旋体、带状疱疹病毒、细小病毒B19、柯萨奇病毒等。

（3）R——风疹病毒（rubella virus，RV）：这是一种引起风疹的病毒，它可以通过呼吸道飞沫或接触皮肤分泌物等途径传播。如果孕妇感染了风疹病毒，可能会导致胎儿先天性风疹综合征，表现为心脏畸形、耳聋、眼部损伤、智力低下等。如果新生儿感染了风疹病毒，可能会出现皮疹、淋巴结肿大、鼻出血等症状。

（4）C——巨细胞病毒（cytomegalovirus，CMV）：这是一种属于人类疱疹病毒家族的病毒，它可以通过唾液、尿液、血液、性接触等途径传播。如果孕妇感染了巨细胞病毒，可能会导致胎儿先天性巨细胞病毒感染，表现为小头畸形、脑积水、视网膜坏死、肝脾肿大等。如果新生儿感染了巨细胞病毒，可能会出现发热、黄疸、贫血、血小板减少等症状。

（5）H——单纯疱疹病毒（herpes simplex virus，HSV）Ⅰ型和Ⅱ型：这是两种引起口腔或生殖器部位的水疱性皮肤损伤的病毒，它们可以通过接触皮肤或黏膜等途径传播。如果孕妇感染了单纯疱疹病毒，可能会导致胎儿先天性单纯疱疹感染，表现为皮肤损伤、神经系统损伤、眼部损伤等。如果新生儿感染了单纯疱疹病毒，可能会出现发热、抽搐、呼吸困难等严重的全身性感染。

这五种病原体都可以通过胎盘或产道感染胎儿，并造成严重的后果。所以，在新生儿出生后进行 TORCH 检测，是为了及早发现和治疗感染，避免对新生儿造成不可逆转的伤害。

23. 什么是细菌感染，为什么要做细菌培养

什么是细菌感染？首先我们得了解什么是细菌。细菌是一种生物，它体积微小，单个细菌我们肉眼是看不见的。它结构也简单，主要由细胞壁、细胞膜、细胞质和核质体等构成，有些细菌有荚膜、鞭毛、菌毛、纤毛等特殊结构。

细菌作为诱发感染的主要病原微生物之一，可诱发多种疾病，但是细菌广泛存在于我们的生活环境中以及皮肤表面，那为什么我们没有时刻处于细菌感染中呢？

因为当我们的皮肤、黏膜保持健康时，其拥有强大的屏障作用，能够抵挡绝大部分的细菌，从而避免细菌感染的出现。反之，皮肤或黏膜破损则是细菌感染的高发因素。其次，我们的血液中存在大量抗体，像警卫一样不断地在体内巡逻。当细菌侵入血液后，抗体迅速识别并锁定，并且告诉白细胞“我们遇到了敌人，需要来消灭它！”随之，白细胞迅速出动并将细菌吞噬，

从而避免了细菌在血液中繁殖，防止引起更严重的感染，这就是血象中白细胞升高的原因。反之，免疫系统缺陷、抵抗力低下、免疫系统未遇见过的细菌侵入血液，则会更容易诱发细菌感染。

通过血常规检测结果，我们大致可以鉴别是否为细菌感染，但我们无法知道感染了哪种细菌。因此我们通常需要从体内分离培养出病原菌后才能确诊是哪一种细菌的感染，同时对分离出的病原菌进行药物敏感性试验，进而帮助医生选择有效的药物进行抗菌治疗。因此细菌培养是非常有必要的。

24. 通过宝宝的粪便，可以了解他（她）的健康情况吗

宝宝的粪便是反映他（她）消化系统状态的一个重要指标，通过观察宝宝的粪便，我们可以了解他（她）的饮食、消化、吸收、肠道菌群等情况，从而判断他（她）的健康状况。我们可以通过粪便的性状和颜色对宝宝的健康有个初步的认识。

（1）性状：我们正常人粪便为成形的、黄褐色软便，婴儿粪便多为黄色、金黄色糊状便。不同的性状和可能的原因见表 2。

（2）颜色：正常人的粪便因粪胆素而呈黄色或褐色，婴儿的粪便因含胆绿素缘故呈黄绿色。粪便的颜色受食物及药物因素的影响。在病理情况下，粪便也可呈现不同的颜色变化，见表 3。

生活里，我们家长通过观察大便的形状和颜色对宝宝的健康有个初步的了解，但是如果有异常情况还需要及时就医。

表 2　粪便的性状改变及可能的原因

性状	可能的原因
黏液便	各种肠炎、细菌性痢疾及阿米巴痢疾、急性血吸虫病等。小肠炎症时，增多的黏液均匀混合于粪便之中，而来自大肠病变的黏液则一般附着于粪便表面。
鲜血便	提示下消化道有出血，常见于肛裂、痔疮、直肠息肉及结肠癌等。
脓便及脓血便	细菌性痢疾、阿米巴痢疾、溃疡性结肠炎、结肠癌或直肠癌等。其中细菌性痢疾以脓及黏液为主，脓中带血；阿米巴痢疾以血为主，血中带脓，呈果酱样。
柏油样便	上消化道出血，超过 50 毫升时粪便呈黑色或褐色，质地软有光泽，柏油样。服用铋剂、活性炭时粪便也呈黑色，但无光泽，隐血试验为阴性。
胨状便	多见于肠易激综合征患者腹部绞痛之后。
稀糊状便	各种腹泻，尤其是急性胃肠炎，为肠蠕动亢进或分泌增多所致。
白陶土样便	主要见于梗阻性黄疸。钡餐造影后粪便也可呈灰白色，但有明显的阶段性。
米泔样便	呈乳白色淘米水样，多见于霍乱。
球型硬便	由于粪便在肠道内停留过久，水分过度吸收所致。常见于习惯性便秘患者。
乳凝块状便	婴儿粪便中可见白色、黄色或绿色的乳凝块，提示脂肪或酪消化不完全，常见于婴儿消化不良等。

表 3　粪便的颜色改变及可能的原因

颜色	可能的原因
鲜红色	肠道下段出血，如痔疮、肛裂、直肠癌等
暗红色	阿米巴痢疾
白色或灰白色	胆道梗阻、钡餐造影
绿色	乳儿的粪便中因含胆绿素而呈现绿色
黑色或柏油色	上消化道出血、服用铁剂、动物血、活性炭及某些中药

25. 宝宝不拉肚子了，为什么粪便中还能检查出沙门菌

沙门菌肠炎是较为常见的细菌性肠炎，由一种名字叫“Salmonella”的肠道细菌感染引起。沙门菌主要存在于受污染的水中、鸡鸭蛋、肉类和未经消毒的乳制品中等，它可以引起宝宝腹泻、发热、腹痛、呕吐等症状。因为宝宝的免疫系统还不完善，所以更容易感染沙门菌，我们可以通过粪培养来确定是否感染沙门菌。

宝宝感染沙门菌后，一般会在 8~72 小时内出现腹泻，这是因为沙门菌会破坏肠道黏膜，刺激肠道蠕动，分泌肠毒素，增加肠液分泌，导致水和电解质的丢失。有些宝宝的腹泻虽然停止了，但是粪便中还能检查出沙门菌，这是为什么呢?

这是因为沙门菌感染后，部分菌株会在肠道内存活，形成携带者，也就是说，宝宝没有症状，但是粪便中仍然有沙门菌的存在，这时候我们不必担心，也不必特意延长抗感染时间。因为沙门菌可能在症状消失后的几个月或者几年内仍可在粪便中检出，我们称之为无症状带菌者，有一些感染者甚至从感染到治愈都处于无症状状态。这种情况一般不需要治疗，大多数携带者会在几周或几个月内自然清除沙门菌，恢复正常。在日常生活当中我们需要经常对餐具、个人卫生用品、玩具等进行消毒，餐前便后勤洗手。同时注意饮食卫生，食物要高温煮熟，生食熟食分开处理和保存，避免感染沙门菌，如果出现一系列症状，应及时就医。

26. 为什么孩子的血型与父母都不一样

血型是人类血液的主要特征之一，根据血型抗原的差异和相互关系以及遗传规律，分成不同的血型系统，而每一种血型系统都是由遗传因子决定的，并且具有免疫学特性。最常见的血型系统为 ABO 血型，分为 A、B、AB、O 四型，其次为 Rh 血型系统，主要分为 Rh 阳性和 Rh 阴性。生活中，我们常说的血型，一般指 ABO 血型。

ABO 血型系统的基因位点在第九号染色体的长臂 3 区 4 带，A 和 B 基因对于 O 基因而言为显性基因，O 基因为隐性基因。人的 ABO 血型受控于 A、B、O 三个基因，但每个人体细胞内的第 9 号染色体上有两个 ABO 系统基因，即为 AO、AA、BO、BB、AB、OO 中的一对等位基因。父母双方如各遗传给后代一个基因，则 ABO 系统有 6 个基因型，4 种表现型，详见表 4。因而生活中会经常遇到孩子的血型与父母血型不一样的情况。

表 4 ABO 血型系统的遗传规律表

父母血型	子女会出现的血型	子女不会出现的血型
A 与 O	A、O	B、AB
A 与 A	A、O	B、AB
A 与 B	A、B、AB、O	无
A 与 AB	A、B、AB	O
B 与 O	B、O	A、AB
B 与 B	B、O	A、AB
B 与 AB	A、B、AB	O
AB 与 O	A、B	O、AB
AB 与 AB	A、B、AB	O
O 与 O	O	A、B、AB

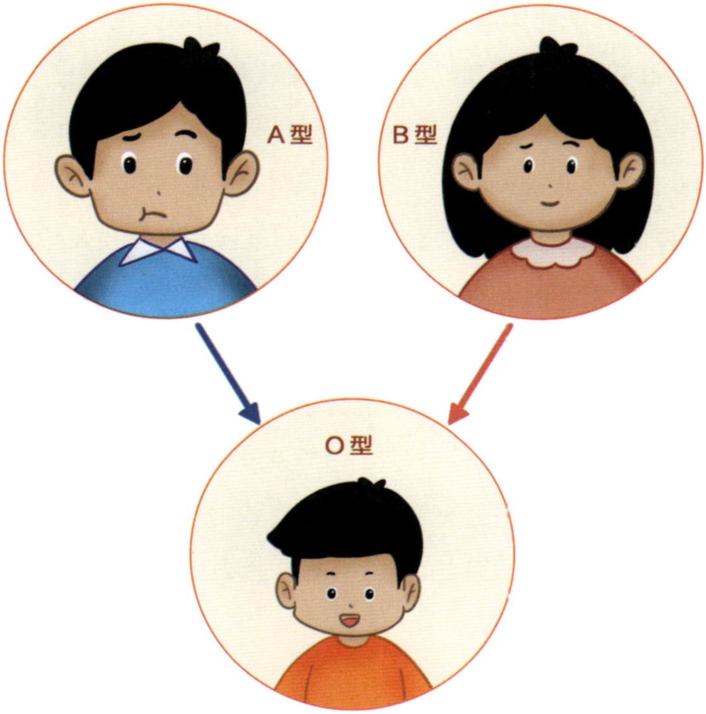

27. 父母的血液可以直接输给孩子吗

当我们谈到输血时，通常是指将一个人（供血者）的血液或血液成分输送到另一个人（受血者）体内，以帮助恢复或维持受血者的健康。在许多情况下，我们可能会想知道，是否可以将父母的血液直接输给他们的孩子呢？特别是在孩子患病或需要手术急需用血时。

我们来看父母的血液是否可以输给自己的孩子，取决于哪些因素：

（1）供血者和受血者的血液相匹配：如果父母和孩子的血型不匹配，特别是在 ABO 血型系统和 Rh 血型，直接输血可能会引发免疫反应，导致严重的并发症甚至危及生命。所以在输血前，要对供血者和受血者检测血型，在血型相匹配的情况下还要做交叉配血试验，确保输血安全。

（2）传染病的传播：输血过程中还需要注意传染病的传播风险。如果父母患有某种传染性疾病，比如艾滋病、肝炎等，通过输血可能会将疾病传播给孩子，因此需要在输血前进行严格的筛查和检测。

（3）免疫因素：当父母输血给孩子时，可能会引发免疫反应，尤其是如果输血液包含了孩子体内没有的抗原，可能导致免疫系统产生抗体攻击供血者的血液成分。这种免疫反应可能对孩子的健康产生不利影响。

从以上分析，我们知道了父母的血液不能直接输给自己的孩子。输血是一项非常严肃而谨慎的医疗程序，它关系着受血者的生命安全。所以不管供血者和受血者之间是否有血缘关系，在输血前都要对两者进行充分的评估和检测，以减少不良反应的发生，并确保输血的有效性和安全性。

28. 什么是“熊猫血”

在医学中，“熊猫血”不是指熊猫身上的血液，而是指特定类型的血液，用来描述一种罕见的血液类型，即 Rh 阴性血型。

人类红细胞血型由多达 20 多种的血型系统组成，ABO 和 Rh 血型是与人类输血关系最为密切的两个血型系统。Rh 血型系统是血型中最复杂的一个系统，其重要性仅次于 ABO 血型系统。Rh 血型系统的遗传基因位于 1 号染色体的段短臂上，到目前为止已发现 40 多种 Rh 抗原，其中与临床关系最密切的只有 5 种，按照抗原性强弱依次为 D、E、e、C、c，5 种抗原中 D 的抗原性最强且对临床更为重要。临床上习惯将含有 D 抗原的红细胞称为 Rh 阳性，反之不含 D 抗原的红细胞称为 Rh 阴性。“熊猫血”这个词可能来源于熊猫作为中国特有的、稀有动物，我国汉族人中 Rh 阴性率小于 1%，少数民族如维吾尔族 Rh 阴性率小于 4.97%，正是因为 Rh 阴性的血型人数很少，所以 Rh 阴性的血称为“熊猫血”。

无论是 Rh（－）还是 Rh（＋）者都属于健康人群，但 Rh（－）者在特殊情况下具有临床重要性。例如，Rh（－）的母亲如果怀孕的胎儿是 Rh（＋）的话，可能会引发免疫反应，导致胎儿溶血，可能引发严重的贫血、黄疸甚至更严重的后果发生。这种由于血型不合造成的溶血性免疫反应，在母亲第二次及之后的 Rh 阳性胎儿怀孕期间更加严重，因为母亲的免疫系统已经形成了对 Rh 抗体的记忆性反应，从而加剧了免疫反应的强度。另外，Rh 阴性个体输注了 Rh 阳性血液也可能导致免疫溶血反应。因此，尽管“熊猫血”很罕见，但在孕期检查、输血前都需要进行血型鉴定，输血前还需进行严格的血型配对及免疫学检查，以确保医疗安全。

29. 宝宝突然皮肤发红发痒、打喷嚏，这是过敏反应吗，该去医院做什么检查

首先，我们来了解什么是过敏反应？过敏反应又称变态反应，是身体对一种或多种物质表现出皮疹、咳嗽、气喘等不正常反应，引起过敏反应的物质称为过敏原。根据过敏物质进入人体的不同途径，可以将过敏原分为吸入性过敏原、食入性过敏原、接触性过敏原和注入性过敏原等，详见表 5。

当宝宝接触到过敏原时，可能会引发身体的错误反应，导致皮肤发红、发痒，鼻子流涕、打喷嚏，甚至出现呼吸困难等过敏症状。如果宝宝有鼻炎、哮喘、过敏性皮炎等过敏性疾病，或者有疑似食物、环境过敏等情况，我们可以进行过敏原检测。

表 5　常见的过敏类型及过敏原

类型	途径	过敏原
吸入性	呼吸道	尘螨、花粉、宠物毛、家禽类的皮屑和毛、昆虫类、霉菌等
食入性	口腔	牛奶、鸡蛋等动植物蛋白，小麦、荞麦等谷物类，海鲜、坚果、部分水果等
接触性	皮肤	金属类、化妆品、染发剂以及橡胶、塑料等
注入性	注射	昆虫蜇咬（如蜜蜂、马蜂、蚂蚁、蚊子等）或注射性药物（如青霉素、头孢等抗生素以及解热镇痛药、镇静催眠药物等）

过敏原检测主要有以下几种：

（1）**皮肤点刺试验**：皮肤点刺的优点是安全性高，不良反应较少。即使出现不良反应也主要是局部的皮肤反应，很少引起全身性反应，缺点是假阳性较高。

（2）**血清总 IgE 水平检测**：可以明确过敏性疾病存在，发生过敏反应的患者体内抗体 IgE 含量显著提高。升高提示存在过敏反应，不能明确过敏原，一般用于过敏原的初筛。

（3）**过敏原特异性抗体 IgE 检测**：特异性抗体 IgE 是过敏性疾病发生的主要效应分子。实验室检查特异性的过敏一般有 20 种吸入性和食物性过敏原，一般在有相关临床症状和适应证时再进行检测。

过敏原检测可以了解宝宝对哪些物质过敏，从而在日常生活中采取相应的措施，避免宝宝接触到可能引发过敏反应的物质。但是是否需要检测和采取什么检测方法，需要医生评估宝宝的情况再做出科学的建议。

30. 过敏原结果应该怎么看，有“+”该怎么办

过敏原检测结果通常用“+”的个数来表示过敏原的致敏程度，一般来说，“+”越多，表示对该过敏原的敏感性越高。但是，这并不意味着“+”越多，就一定会出现更严重的过敏反应，也不意味着“+”越少，就可以放心地接触或食用这个过敏原。因为过敏反应的发生和严重程度还取决于其他因素，如过敏原的剂量、接触频率、个体的免疫状态、遗传因素等。因此，我们在看到过敏原检测结果时，不能只看“+”的个数，还要结合宝宝的实际情况和医生的建议来判断。以下是一些常见的情况和对应的处理方法：

（1）如果检测结果显示为阴性（无“+”），但宝宝有明显的过敏症状，那么可能是检测方法不够灵敏或者没有检测到真正的过敏原。这时候，要继续寻找其他可能的过敏原，并避免接触或食用可疑的物质。

（2）如果检测结果显示为阳性（有“+”），但宝宝没有任何过敏症状，那么可能是宝宝对该过敏原有一定的耐受性或者没有达到引发反应的阈值。这时候，要注意观察宝宝的反应，并适当控制接触或食用该过敏原的量和频率。

（3）如果检测结果显示为阳性（有“+”），并且宝宝有轻微的过敏症状，那么可能是宝宝对该过敏原有一定的敏感性，并且已经达到引发反应的阈值。这时候，要尽量避免接触或食用该过敏原，并根据医生的处方使用抗组胺药或皮质类固醇药等缓解症状。

（4）如果检测结果显示为阳性（有“+”），并且宝宝有严重的过敏症状，那么可能是宝宝对该过敏原有很高的敏感性，并且已经超出了引发反应的阈值。这时候，要立即停止接触或食用该过敏原，并迅速使用肌内注射肾上腺素，并及时就医。

31. 如何解读“食物过敏”和“食物不耐受”报告

过敏原检查中包含了人体对牛奶、大米、鸡蛋等一些食物敏感性的检测，另外还有一个名为“食物不耐受”的检查，这两项检查有什么区别呢？

食物过敏和食物不耐受都是检查人体对食物不良反应的一种，但它们产生的原因和表现不同。食物过敏是由于免疫系统对某些食物产生了错误的反应，导致身体出现各种炎症症状，如皮肤发红发痒、鼻子流涕打喷嚏、呼吸困难等。食物不耐受则是由于身体缺乏某些酶或其他因素，导致某些食物难以消化或代谢，引起胃肠道的不适，如腹胀、腹泻、恶心等。

食物过敏和食物不耐受的区别主要有以下几点：

（1）食物过敏是免疫系统介导的，而食物不耐受不涉及免疫系统。这意味着食物过敏可以通过检测血液中的特异性 IgE 抗体或皮肤点刺试验来诊断，而食物不耐受则需要通过消除法或其他方法来判断。

（2）食物过敏的反应通常比较快速和剧烈，而食物不耐受的反应则比较缓慢和温和。这意味着食物过敏可能在摄入少量食物后就出现严重的全身性反应，甚至危及生命，而食物不耐受则需要摄入较多的食物才会出现局部的消化道反应，一般不会危及生命。

（3）食物过敏的反应通常比较多样和变化，而食物不耐受的反应则比较单一和固定。这意味着食物过敏可能每次摄入同一种食物后出现不同的临床表现，而且可能涉及多个器官系统，而食物不耐受则每次摄入同一种食物后出现相似的症状，而且通常只限于胃肠道。

临床上常见的食物过敏有以下几种：牛奶、鸡蛋、花生、坚果、鱼类、贝类、小麦、大豆等。这些食物中含有较高的致敏性蛋白质，如果宝宝在早期接触这些食物，或者摄入过量，可能导致免疫系统对其产生过度反应。

临床上常见的食物不耐受有以下几种：①乳糖酶缺乏症（也称乳糖不耐受），即表现为摄入乳制品中的乳糖后出现腹胀、胃肠气胀、腹绞痛和/或腹泻等症状。这是因为宝宝体内缺乏分解乳糖的酶（乳糖酶），导致乳糖在肠道内发酵产生气体；②果糖吸收不良（也称果糖不耐受），即表现为摄入水果或水果甜味剂后出现腹胀、胃肠气胀或腹泻。这是因为宝宝体内缺乏运输果糖的蛋白（GLUT5），导致果糖在肠道内滞留吸水；③乙醇脱氢酶缺乏，表现为酒后皮肤潮红，多见于亚裔人群。这是因为宝宝体内缺乏分解乙醇的酶（乙醇脱氢酶），导致乙醇在体内积累产生乙醛，刺激血管扩张；④葡萄糖-6-磷酸脱氢酶缺乏症，即蚕豆病，表现为摄入蚕豆、红酒、豆科植物、蓝莓或某些药物（呋喃妥因）后出现溶血反应，男性多见。这是因为宝宝体内缺乏保护红细胞的酶（葡萄糖-6-磷酸脱氢酶），导致红细胞遭受氧化应激而破裂；⑤短链可发酵碳水化合物不耐受，即摄入含有可发酵寡糖、双糖、单糖和多元醇的食物后出现胃肠气胀、腹痛、腹胀或腹泻等症状，在肠易激综合征患者中更为常见。这是因为宝宝体内缺乏分解这些碳水化合物的酶或者吸收能力不足，导致这些碳水化合物在肠道内被细菌发酵产生气体和液体。

32. 宝宝有哪些症状需要做肝功能检查

宝宝的肝脏是一个重要的器官，它负责多种物质的代谢、分泌、排泄和合成。肝功能检查是一种检测肝脏状况的方法，它可以测量血液中的一些指标，如转氨酶、胆红素、蛋白质等，反映肝脏是否受到损伤或功能异常。

一般来说，如果宝宝有以下症状，可能需要做肝功能检查：

（1）皮肤或眼睛发黄：这可能是黄疸的表现，说明胆红素代谢受到影响；

（2）全身无力、精神萎靡：这可能是宝宝体内肝细胞受损或减少，新陈代谢受到影响，导致机体缺乏能量和营养物质，宝宝就会出现乏力和疲劳的感觉；

（3）食欲下降、容易呕吐：这可能是肝功能受损导致脂肪代谢障碍，宝宝出现消化不良和吸收不良的现象；

（4）尿液颜色变深，呈茶色或黄绿色：这可能是宝宝肝细胞受损或胆道阻塞，胆红素代谢阻碍尿液排出，使尿液呈现深色，甚至有泡沫；

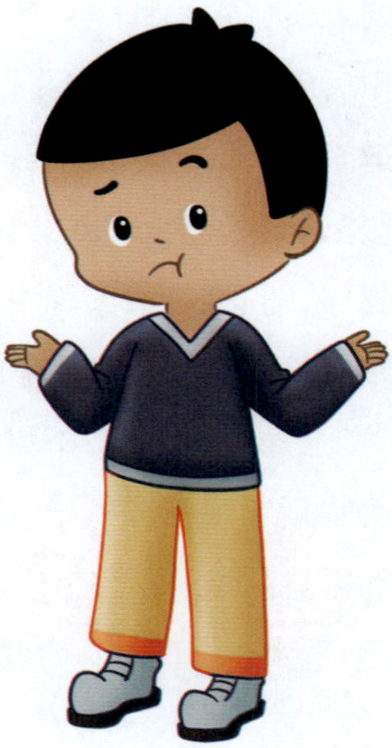

（5）有感染性疾病：如病毒性肝炎、巨细胞病毒、EB 病毒等，这些病原体都可能引起肝损伤；

（6）经常鼻出血、牙龈出血等、凝血功能异常：如果肝细胞受损或减少，肝细胞合成的凝血因子就会相应减少，导致血液凝固能力下降，容易出现出血现象。

如果宝宝出现以上症状，家长应及时带宝宝就医，并根据医生的建议做相应的检查。

33. 肝功能检查需要空腹吗，该注意什么

肝功能检查是一项常见的检查项目，可以反映肝脏的代谢和分泌功能，对于诊断和治疗肝脏疾病有重要意义。肝功能检查需要空腹抽血化验，以测量血液中的一些指标，如转氨酶、胆红素、蛋白质等。

空腹期间，需要注意以下几点：

（1）首先空腹前饮食要清淡，不能因为需要空腹检查，补充大量高能食物，按照正常饮食习惯即可。空腹时间不能过长，一般在8~12个小时为宜，最长不要超过14个小时，以免过度空腹造成机体产生应激反应，影响检查结果的准确性。

空腹期间可以少量饮水（200毫升以内），不会影响检查结果，还可以避免血液浓缩，使检查数值更准确。但需要注意的是，仅限于水，不能用牛奶、饮料、咖啡等饮料代替。正常服用日常药物，但是对于有些药物，如对肝脏有害的药物或者会影响肝功能指标的药物，需要在医生的指导下停用或调整剂量。

避免剧烈运动或过度紧张，活动后可能会导致一些指标发生一过性增高，影响正常判断。因此最好静坐休息后再抽血。

最佳抽血时间是在早上6:30—9:30之间，最好不要超过10:00。因为这个时间段内人体的生理活动较为稳定，有利于检查结果的准确性。

（2）对于年龄较小的婴幼儿，空腹时间过长可能会导致低血糖等不良反应，因此需要根据具体情况进行调整。

一般来说，婴幼儿的肝功能检查可以参考以下注意事项：

母乳喂养的宝宝，只需禁食2~3小时或下次喂养之前；

配方奶喂养的宝宝，禁食3~4小时或下次喂养之前；

已添加辅食的宝宝，禁食5~6小时或下次喂养之前；

与成人一样饮食的儿童，禁食至少8小时。

34. 糖尿病会遗传给宝宝吗，基因检测有用吗

糖尿病是一种复杂的疾病，主要表现为血糖水平异常升高。绝大多数的糖尿病不是由单一基因突变引起的，而是受到多个基因和环境因素的影响。只有少数糖尿病确实与基因突变有关，这被称为单基因遗传糖尿病，但仅占糖尿病病例的极少部分，这类糖尿病可以通过基因检测明确病因。所以，糖尿病有很多种类型，下面我们从糖尿病的主要类型和导致糖尿病的因素说起：

（1）1 型糖尿病：也称为自身免疫性糖尿病。这种类型的糖尿病通常是由免疫系统错误地攻击胰岛的细胞（胰岛素 β 细胞）造成的。1 型糖尿病患者通常先天有一定遗传易感性，在外界危险因素，如病毒感染或化学物质的诱导下，发生免疫失衡导致疾病的发生。

（2）2 型糖尿病：这是最常见的糖尿病类型，通常是由于身体细胞对胰岛素的反应性降低，或者胰岛素的产生不足所致。2 型糖尿病通常与生活方式因素（如不健康的饮食习惯、缺乏运动、肥胖等）和遗传因素相关。

（3）妊娠糖尿病：发生在怀孕期间的一种糖尿病类型。妊娠糖尿病在妊娠后期可能会对母婴健康造成影响，通常在分娩后会消失，但孕妇中年后再发生糖尿病的风险增高。

（4）单基因糖尿病：这是一种罕见的遗传性糖尿病，通常在年轻时就发病，而且多代同堂中有家族史。目前已经发现了多种与单基因糖尿病相关的基因突变，如 HNF1A、HNF4A、HNF1B 等。

（5）其他特殊类型的糖尿病：包括由特定基因突变引起的遗传性糖尿病、药物或化学物质引起的糖尿病、胰岛素抵抗症候群等。

由此可见，大多数糖尿病病例是由多种因素相互作用引起的，包括遗传因素和环境因素。如果父母有糖尿病病史，宝宝患糖尿病的风险会增加，但并不意味着一定会遗传给宝宝。遗传因素只是影响患病风险的一个方面，环境因素和生活方式同样重要。我们可以通过健康的饮食、适度的运动、保持健康的体重、定期体检和避免不良生活习惯等方式，预防家族性糖尿病的发生。如果家族中有多代同胞出现糖尿病，尤其是发病年龄较轻、不需要胰岛素治疗的情况，这时候要考虑到可能是单基因糖尿病，及时进行相关基因检测和诊断确认。

35. 宝宝发热为什么要检查心肌标志物

心肌标志物检查通常包括肌酸激酶、肌酸激酶同工酶、心肌肌钙蛋白等。这些心肌标志物水平的升高可以提示心肌细胞受到了损伤或炎症的影响。

宝宝发热时，医生建议检查心肌标志物，是为了评估宝宝的心肌是否受到损伤或炎症，以及损伤的程度。

发热可能是由于感染性疾病引起的。感染性疾病是儿童发热最常见的原因之一，它会使得宝宝的免疫系统处于高度活跃的状态，同时也会消耗宝宝的体力和水分。如果感染没有得到及时和有效的治疗，可能会导致病原体扩散到其他器官，包括心脏。这样就会增加心肌细胞受到感染或缺血缺氧的风险，从而引起心肌损伤或炎症。如果不及时发现和治疗，可能会导致严重的后果，如心力衰竭、心律失常、心包积液等。

为了及早发现和预防心脏问题，医生会建议给发热的宝宝做一些相关的检查，其中就包括心肌标志物检查。通过测量血液中的心肌标志物水平，可以判断宝宝是否有心肌损伤或炎症的迹象，以及损伤或炎症的严重程度。这样就可以根据检查结果制定合适的治疗方案，避免延误治疗或错过治疗时机。

36. 哪些儿童需要检查血脂

血脂是指血液中的脂肪类物质，主要包括胆固醇、甘油三酯、高密度脂蛋白胆固醇和低密度脂蛋白胆固醇等。血脂对于人体的正常生理功能是必需的，但是如果血脂过高，就会增加动脉粥样硬化、冠心病、脑卒中等心血管疾病的风险。

现在很多儿童由于饮食不合理、缺乏运动等原因，导致血脂水平升高，这不仅影响他们的健康状况，而且还会对他们的身体发育造成不良影响。在儿童期，长期高血脂会使血液黏稠度增高、血流速度减慢，可能会导致心肌缺氧、心肌损伤、心肌功能下降等问题，也可能引发高脂血症性胰腺炎、肝功能异常等并发症。

为了及时发现和预防儿童血脂异常，《中国血脂管理指南（2023 年）》新增了儿童青少年血脂筛查的部分，指出我国儿童青少年脂质异常血症发生率呈上升趋势，检出率高达 20.3%~28.5%。指南建议对以下情况的儿童及青少年进行血脂筛查：

（1）一级或二级亲属中女性<65 岁或男性<55 岁有心肌梗死、心绞痛、脑卒中、冠状动脉搭桥术、支架置入、血管成形术、猝死等情况；

（2）父母总胆固醇≥6.2 毫摩尔/升或有已知的脂质异常病史；

（3）有皮肤黄瘤或腱黄瘤或脂性角膜炎等体征；

（4）有糖尿病、高血压、肥胖（2~8 岁）或超重（12~16 岁）或有吸烟行为等危险因素；

（5）疑似或确诊有家族性高胆固醇血症者。

如果孩子符合上述任何一种情况，家长应及时带他们去医院做血脂检查。通过测量血液中的胆固醇、甘油三酯等指标，可以判断儿童是否有血脂异常，并根据检查结果制定合适的干预措施，如调整饮食结构、增加运动量、控制体重等。这样可以有效地降低儿童患心血管疾病的风险，有利于他们健康成长。

37. 什么是血脂异常，儿童肥胖和血脂异常有关吗

血脂异常是指血液中脂质（如胆固醇和甘油三酯）的水平异常高或异常低，超出了正常范围。主要的血脂包括低密度脂蛋白胆固醇（LDL-C）、高密度脂蛋白胆固醇（HDL-C）和甘油三酯。血脂异常可能会增加患心血管疾病的风险，常见的血脂异常包括：

（1）高 LDL-C 血症：即 LDL-C 水平过高，通常被称为“坏”胆固醇，过多的 LDL-C 可以沉积在动脉壁上，形成动脉粥样硬化，增加心血管疾病的风险。

（2）低 HDL-C 血症：即 HDL-C 水平过低，HDL-C 被认为是“好”胆固醇，它能够清除体内的胆固醇并运送至肝脏进行代谢。HDL-C 水平低可能增加患心血管疾病的风险。

（3）高甘油三酯血症：甘油三酯是一种血液中的脂质，高水平的甘油三酯可能与心血管疾病、胰腺炎和代谢综合征等疾病相关联。

儿童若长期摄入的能量超过消耗量，导致脂肪在体内过度积聚，且体重

超出了与身高、年龄和性别相符的正常范围，我们将其称为肥胖症。肥胖症不仅影响儿童的身体发育和心理健康，还增加了患各种慢性疾病的风险，其中之一便是血脂异常。

儿童肥胖与血脂异常密切相关。研究表明，肥胖儿童的血脂水平通常高于正常体重的儿童，且随着肥胖程度的加重，血脂水平也相应升高。肥胖儿童的血脂异常主要表现为甘油三酯升高和高密度脂蛋白降低，即血液中的“坏”脂肪增多，“好”脂肪减少。这种情况会导致血管壁受损和炎症反应，促进动脉粥样硬化的形成和发展。

那么，为什么肥胖会导致血脂异常呢？这主要是由于肥胖引起的胰岛素抵抗和炎症反应所致。胰岛素是一种能够调节血糖和脂肪代谢的激素，当人体对胰岛素的反应降低时，就会出现胰岛素抵抗。胰岛素抵抗会导致血糖升高，刺激胰岛素分泌增加，进而影响脂肪的合成和分解。胰岛素抵抗还会抑制高密度脂蛋白的合成，降低其清除功能，使其在血液中的含量下降。同时，肥胖会导致脂肪细胞的增大和坏死，释放出大量的炎症因子，引发全身性的炎症反应。炎症反应会增加甘油三酯的合成，降低甘油三酯的清除，使其在血液中的含量上升。

因此，为了预防和治疗儿童血脂异常，我们可以采取一系列措施，如改善生活方式、控制体重、调整饮食、增加运动等。此外，定期进行体检也很重要，监测体重、身高、体重指数（body mass index，BMI）等指标，以及检测血脂、血糖、血压等指标。这样可以及时发现肥胖的迹象，并在必要时早期干预血脂异常，避免出现严重的并发症。

38. 宝宝为什么会缺铁，血液检查哪些指标可以诊断缺铁性贫血

铁是人体必需的一种微量元素，参与了人体多种生理活动，包括血红蛋白的合成、肌红蛋白的合成等。

那么，为什么会缺铁呢？其实，缺铁的原因有很多，比如说，我们没有摄入足够的铁、体内的铁流失了过多，或者我们身体里面的铁不能被很好地利用，等等。但是，最常见的原因是食物中铁的摄入太少不能满足身体需求。这种情况在宝宝身上更容易发生，因为宝宝的身体生长快，对铁的需求量也很大，而婴儿的铁储备主要来自妈妈的胎盘输血和母乳喂养。如果妈妈在怀孕或哺乳的时候没有补充足够的铁，或者宝宝早产、出生时体重很轻、添加辅食不合理等，都可能导致宝宝缺铁，从而引起贫血。

血液检查是诊断缺铁性贫血的重要方法，主要包括以下几项指标：

血红蛋白（Hb）：缺铁性贫血时，血红蛋白的含量会降低，低于正常范围。不同年龄段的宝宝，血红蛋白的正常范围有所不同，一般来说，新生儿低于145 克/升，1~3 月龄低于 90 克/升，3~6 月龄低于 100 克/升，6 月龄~5 岁低于 110 克/升，5~11 岁低于 115 克/升，11~12 岁低于 120 克/升，都可以判断为贫血。

红细胞压积（hematocrit，HCT）：红细胞压积是指红细胞在全血中所占的比例。缺铁性贫血时，红细胞压积也会降低，低于正常范围。一般来说，新生儿低于 44%，1~3 月龄低于 29%，3~6 月龄低于 31%，6 月龄~5 岁低于 33%，5~11 岁低于 35%，11~12 岁低于 37%，都可以判断为贫血。

平均红细胞体积（mean corpuscular volume，MCV）：平均红细胞体积是指每个红细胞的平均大小。缺铁性贫血时，红细胞的体积会变小，平均红

细胞体积也会降低，低于正常范围。一般来说，新生儿低于 95fL，1~3 月龄低于 70fL，3~6 月龄低于 77fL，6 月龄~5 岁低于 70fL，5~11 岁低于 75fL，11~12 岁低于 78fL，都可以判断为小细胞性贫血。

血清铁（serum iron，SI）：血清铁是指血液中游离的铁的含量。缺铁性贫血时，血清铁会降低，低于正常范围。一般来说，新生儿低于 7.9 微摩尔/升，1~3 月龄低于 7.9 微摩尔/升，3~6 月龄低于 10.7 微摩尔/升，6 月龄~5 岁低于 10.7 微摩尔/升，5~11 岁低于 10.7 微摩尔/升，11~12 岁低于 10.7 微摩尔/升，都可以判断为铁缺乏。

血清铁蛋白（serum ferritin，SF）：血清铁蛋白是指血液中储存的铁的含量。缺铁性贫血时，血清铁蛋白会降低，低于正常范围。一般来说，新生儿低于 10 微克/升，1~3 月龄低于 10 微克/升，3~6 月龄低于 10 微克/升，6 月龄~5 岁低于 10 微克/升，5~11 岁低于 10 微克/升，11~12 岁低于 10 微克/升，都可以判断为铁缺乏。

总之，缺铁会引起贫血，所以我们合理、科学安排宝宝的饮食，定期检查，有效预防缺铁性贫血的发生。

39. 什么是基因检测，为什么“正常”的父母会生下有遗传病的孩子

在现代医学中，基因检测作为一项重要的检测技术，正在逐渐走进人们的视野。它不仅可以帮助人们了解自己的基因构成和遗传状况，还能为遗传病的预防、诊断和治疗提供重要参考。那么，什么是基因检测？

基因检测是一种通过分析个体 DNA 序列的方法，来检测个体的遗传信息和基因变异的技术。人体的每一个细胞都包含着一套庞大的基因组，这

些基因组合起来构成了人类的遗传信息。通过基因检测，可以了解个体携带的遗传物质、基因变异情况，从而预测个体对某些疾病的易感性，指导个性化的健康管理和治疗方案。

遗传病是由基因突变引起的疾病，这些基因突变可以是来自父母的遗传物质，也可以是在胚胎发育过程中产生的。那么，为什么即使是表现“正常”的父母也有可能生下患有遗传病的孩子呢？

首先，父母可能是潜在遗传病基因的隐性携带者，即他们自身并未患病，但携带着导致遗传病的基因变异。我们每个人都有可能携带致病变异，虽然我们自身没有患病，但是如果配偶携带同一个基因的变异，后代有可能表现出遗传病的特征。

其次，父母的基因中存在异常或突变，但因为个体差异，自身并未出现疾病表现，这种情况下，孩子有可能继承到受影响的基因，并表现出相应的疾病。

此外，外部环境和生活方式也可能对遗传病的发生产生影响。父母在备孕期间接触到有害物质，如化学物质、放射线等，这些外界因素可能会导致胚胎的基因发生突变，从而引发遗传病。

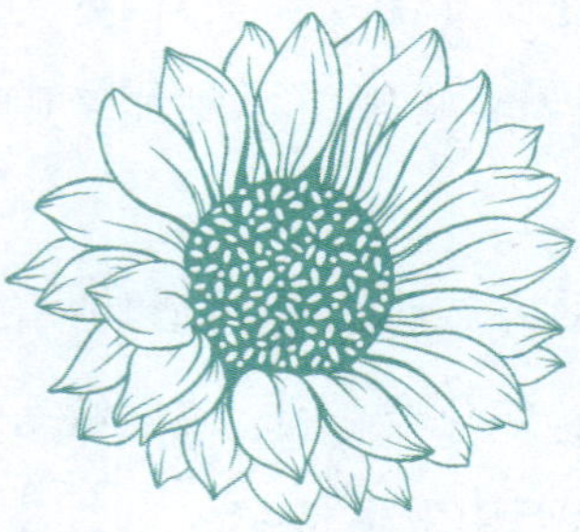

二

放射检查篇

40. 放射科的检查有哪些，都有辐射吗

放射科的检查项目包括 X 线检查（各种拍片、造影等）、CT 检查、磁共振检查。

X 线检查，也就是人们通俗所说的“拍片子”，它所利用的 X 射线的穿透能力，在穿过人体中密度、厚度不一的组织结构时，会形成黑白灰分明、层次显著的“片子”，就像用 X 线给身体拍了一张平面影像的照片。CT 的原理与 X 线相同，也是利用 X 射线为身体“拍照”，不过，CT 要拍很多张，比 X 线更细致。CT 将人体横向“切分”为统一厚度和间距的“层”，X 射线分层穿过人体，再通过计算机重建得到的断层成像，医生看片子时就可以立体掌握患者情况。如果粗看 X 线拍片看不清楚，就需要选择 CT 进一步细看。以一块吐司面包为例，X 线看到的是面包整体的平面影像，而 CT 则像把面包切成片，可以一片一片分层看里面的细节。而磁共振成像（magnetic resonance imaging，MRI）的原理是利用强大的磁场，对人体施加某种特定频率的射频脉冲，从而与人体中的氢质子发生共振，氢质子在弛豫过程中产生的信号被计算机捕捉到后，就能够为医生提供黑白分明、精细复杂的多方位断层图像。

在这几项检查中，只有磁共振检查（MRI）是完全没有辐射的，其余检查都是有辐射危害的。X 线检查和 CT 检查中，会应用“著名”的 X 射线，这也

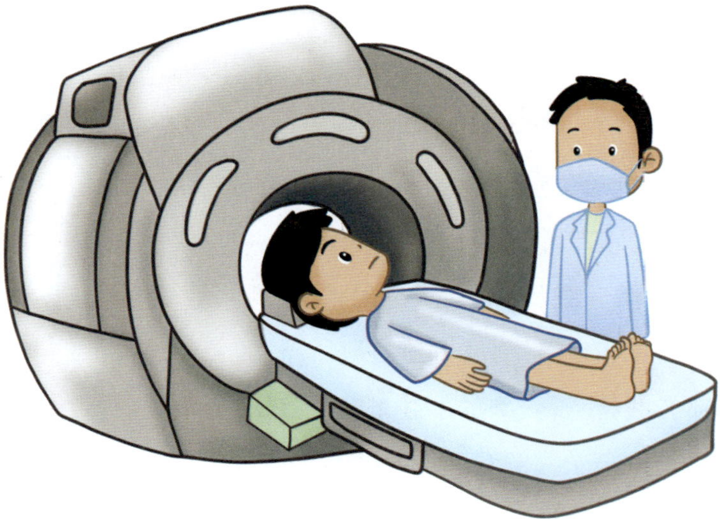

就是我们常说的“放射科有辐射”的根源。不过，可千万别错怪了磁共振检查，它在检查过程中不使用 X 射线，因此没有辐射，完全不用担心会对身体造成伤害。

41. 儿童放射检查安全吗，如何防护放射伤害

X 线和 CT 检查是常见的医学影像诊断方法，它们可以利用 X 射线穿透人体，显示内部结构的清晰图像，帮助医生发现和治疗很多疾病，比如骨折、肺炎、肿瘤等。但是，射线也不是无害的，它会破坏人体细胞的 DNA，增加患癌症的风险。那么，孩子做这些检查的时候，会不会受到射线的伤害呢？我们应该怎么保护孩子呢？

首先，我们要明白，射线的危害和它的剂量有关，也就是说，受到的射线

越多，危害越大。医学上用毫希伏（mSv）来表示射线的剂量，一般认为，只有当受到 100 毫希伏以上的射线照射，人体才会有明显的癌变风险。而我们在自然界中，每年就会受到大约 2.4 毫希伏的背景辐射，这是不可避免的，比如来自太阳、地球、空气、食物等的辐射。这些辐射对我们的身体没有什么影响，我们可以把它们作为一个参考标准。

那么，孩子做 X 线和 CT 检查的时候，受到的射线剂量是多少呢？根据不同的检查部位和仪器，射线剂量会有所不同，但都是很低的。比如，孩子做一次胸部 X 线检查，受到的射线剂量是 0.02 毫希伏，相当于自然背景辐射的 1%；孩子做一次头部 CT 检查，受到的射线剂量是 2 毫希伏，相当于自然背景辐射的 10 个月。这些射线剂量都是远远低于 100 毫希伏的，所以，对孩子的身体没有什么危害，检查的好处远大于风险。

当然，我们也不能忽视射线的潜在危害，尤其是对儿童来说，因为他们的细胞分裂更快，对射线更敏感。所以，我们要尽量减少孩子接受不必要的 X 线和 CT 检查，只有在医生建议的情况下，才做这些检查。同时，我们也要做好防护措施，比如使用专门的低剂量模式，只扫描必要的部位，用铅衣、铅帽、铅围裙等遮盖射线敏感的部位，比如甲状腺、睾丸、卵巢等，以减少射线的暴露。

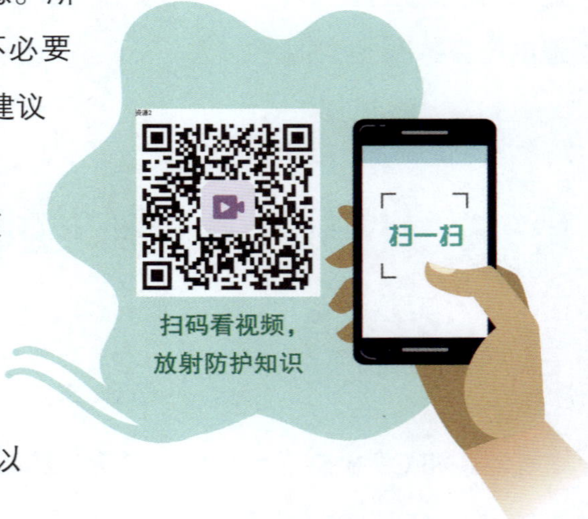

42. 做 CT 检查前需要注意什么

CT 检查目前广泛地应用于临床诊断中，但是仍有很多患者及家属并不了解 CT 检查的流程及注意事项。做 CT 检查首先需要医生开具检查申请单，然后在缴费窗口进行缴费，缴费完成后拿着申请单和发票到放射科登记处进行预约和登记，窗口工作人员会告知检查时间和注意事项，然后就可以按照预约时间排队等待检查了。CT 检查分为平扫 CT 和增强 CT，平扫 CT 很简单，只需要患者躺在机器上几秒钟就能完成，增强 CT 检查需要往静脉内注入造影剂，要扫描多个时相观察。检查结束后，待医生确认图像质量满意后方可离开。那么做 CT 检查有哪些注意事项呢?

（1）做 CT 前要检查自己身上是否有带金属物质的衣物，如头饰、耳环、项链、钱币、纽扣、钥匙等，有的话需要去除，因为金属会产生伪影，影响诊断。

（2）做腹部 CT 检查前一周内不能做钡剂造影，前两天少吃多渣和易产气的食物，检查前 4 小时以内需要禁食，进检查室前可以适量饮水，把胃充盈起来，便于更好地观察胃壁情况。

（3）需要做增强检查的患儿在检查前需要禁食 4 小时以上。甲状腺功能亢进未治愈患者，严禁进行 CT 增强扫描；肾、肝、心、肺功能不佳、有药物过敏史、哮喘、过敏体质、身体虚弱及高龄患者，慎做 CT 增强扫描；正在服用二甲双胍的糖尿病患者，建议在进行 CT 增强扫描前 48 小时停用二甲双胍，扫描后还需停药 48 小时。

（4）在医生摆好体位后身体不可以活动，尽量保持平静，胸腹部检查时需要配合呼吸指令完成检查，以免产生运动伪影，影响诊断。

43. 做磁共振成像前需要注意些什么

磁共振成像（MRI）检查是一种安全可靠的检查技术，无 X 线辐射，对人体无危害。做 MRI 之前需注意以下几点：

（1）孩子及家长都必须去除所有金属物品进入磁共振检查室，如：磁卡、手机、钥匙、手表、硬币、发卡、打火机、剪刀、皮带、笔、金属拉链或纽扣及别针等，这些物品不仅会影响检查效果，有些金属物在磁共振检查室的磁场内会对人体造成伤害。

（2）安装心脏起搏器、人工心脏瓣膜、存留动脉血管夹、血管内支架、置入金属关节或安装假肢、置入任何形式金属器具（如钉子、螺丝帽等）、置入胰岛素泵、其他电极或导线、置入人工耳蜗，眼内金属异物等磁性金属植入物的儿童不能进行磁共振检查。如有，则需要主动告知医生，MRI 兼容性植入型器材为非铁磁性的，检查医生结合材质说明书评估后方可进行检查。

（3）陪同人员在检查中要时刻关注患儿的精神状态情况，发现异常情况及时举手示意检查医生。

（4）对于新生儿、年龄较小及不能配合的小孩，通常需要药物镇静后进行检查。对于沟通无障碍能够配合完成检查的儿童只要按照预约时间就诊即可。

（5）发热时不建议做 MRI 检查。因为身体是一个具有生物电阻的导体，在磁共振扫描成像的过程中射频脉冲具有一定的能量，在不断激发并且被身体吸收后会转化为热量，导致组织温度不断升高。发热特别是中、高热（体温高于 38℃）的患者本身热量在不断增加，散热功能减弱，进行磁共振扫描会导致体温进一步升高。甚至会因为体温升高而带来其他症状。因此，发热患者不建议做磁共振扫描，若因为病情需要必须做 MRI，要将体温控制在 38℃左右，禁止超过 38.5℃。因为 MRI 的体温等级中，38.5℃属于中热，是禁止做 MRI 的。

44. 做完放射科检查后为什么不能马上拿到片子和报告

很多人都去医院放射科做过放射检查，做完检查以后都需要等待领取报告。X 线片大概检查完一个小时就可以拿到，CT、MR 可能需要的时间更长一些，这个等待的时间与放射科出检查报告的流程有关。根据行政主管部门的要求，目前江苏省影像诊断报告的出具时间：急诊 X 线报告半小时，急诊 CT、造影不超过 2 小时，门诊 X 线报告不超过 0.5 个工作日，CT 不超过一个工作日，MRI 不超过两个工作日，不同医院会根据自身情况在此基础上进行适当调整。

患者在放射科检查室检查，可能需要花费几分钟、十几分钟甚至半个小时的时间。检查完毕后只完成了影像检查的一小部分。接下来的诊断工作还需要大量时间来完成。患者检查完了图像后，影像科技术员还需要对图像进行处理，然后把图像传送到影像存储与传输系统（picture archiving and communication system，PACS）服务器上面，同时还要将几十幅甚至上百幅图像编辑排版打印成胶片，这些都是需要时间的。

另外图像传输完成后还需要放射科诊断医生为患者出具诊断报告，诊断医生会根据患者检查的先后顺序，仔细观察患者的每一幅图像，找出差异，对比分析，做出初步的诊断意见。为提高影像诊断报告的准确度，出具的影像报告一般都会实行双签名的机制。一般医院都由年资高的主治以上的医师担任审核初级报告的工作。通过上级医师的再次阅读、比对、修改等审核过程，确保报告准确无误后，才能发布正式报告，这才算完成一个病例的诊断过程。当然，对于某些急、重危患儿的检查或者在普通检查中发现有危及生命的病情，放射科会优先出具临时初诊报告或者口头报告，及时通知临床医生或患儿家属。

所以影像学检查结果的报告单不能马上出来，还要经过图像处理、打印胶片、书写报告及审核报告等多道流程，请给放射科医师足够的时间认真观察、诊断每一幅图像，避免忙中出错。

45. 孩子做 X 线/CT 检查时，备孕期或者哺乳期的家属可以在检查室陪同吗

一般来说，女性每月会排一个卵，左右卵巢轮流排卵。人体有修复功能，即使发生了随机性损伤，3 个月后排出的卵泡，已经是经过重新代谢修复的卵泡。常规建议在接触射线后 3~6 个月后再进行备孕、怀孕。

而对于男性家属在备孕期间接触射线一般来说影响不大。多数医学证据认为，备孕期睾丸的 X 线照射，不会增加胎儿畸形的风险。而且男性精子数量庞大，更新速度快，而且每天都有新的精子产生，受到辐射影响的精子活性及质量会下降，在早期就会被淘汰，根本没机会受精。因此，男性在备孕期间如需做检查，也大可不必担心。

对于哺乳期妈妈在 X 线或 CT 检查室陪同检查是没有影响的。哺乳期妈妈，泌乳的反射主要是通过宝宝吸吮妈妈的乳头，乳汁从乳腺小叶通过乳腺管到乳头排出。乳汁并不会长期储存于乳腺小叶内，而是不断分泌更替。X 线片所产生的辐射，主要是针对细胞，并不会积存于乳汁内。并且在检查过程中陪同家属都会穿铅衣进行防护，接受的射线剂量并不会对乳房及乳汁的成分造成影响。

46. 拍完 X 线片后，为什么有时候医生还会让做 CT 或 MRI 检查呢

有很多患儿的病症只需要 X 线拍片检查即可达到筛查、排除、诊断的目的，例如发热咳嗽、四肢外伤、呕吐腹胀等。X 线拍片检查速度快，不会延误治疗。若 X 线摄片显示的征象不明显，则需要进一步 CT 或 MRI 检查明确。

X 线检查有一个很突出的缺点，就是它只能显示照射范围内所有器官重叠在一起的影子，无法将其区分开。比如关节等部位的微小骨折，X 线摄片容易出现漏诊。而 CT 检查则能够避免检查部位前后重叠造成的影响，可以提供比 X 线更详细的结构、更清楚的图像，并且还能多平面重建，从而更好地显示病变，提高诊断准确率。但是 CT 对于一些软组织的显示不佳，尤其是骨折周围韧带、肌肉以及软骨的损伤程度，这个时候就要 MRI 检查。MRI 不同于 X 线及 CT，属于无辐射检查手段，对于软组织的成像要优于上述两种检查，尤其在骨关节、神经系统损伤及肿瘤中，有着不可替代的作用。但是 MRI 也不是万能的，它对于肺部、骨骼结构的细节展现效果欠佳，并且检查时间长、价格相对较高，往往需要预约很久才能做上。

因此，三种检查各有优缺点，同时又能相互补充，在就诊过程中，医生会根据实际病情选择最佳检查方法。X 线拍片发现病变，但不能定位、定性时，需进行 CT、MRI 扫描对病灶进行精确定位，同时了解病变与周围组织的关系，进而确定下一步的治疗方案，如何使用这些检查需要根据具体病情来决定。

47. 做 CT 或 MRI 增强检查为什么需要空腹，结束后为什么还需要留观

CT 或 MRI 增强检查是影像学诊断中重要的检查方法，它是采取静脉注射造影剂的方法，把药物注射到人体内，然后进行扫描，使病变组织与相邻正常组织间的吸收产生差别，从而使病变更清楚地显示出来。

那为什么需要空腹呢？

（1）防止呕吐物误吸到气管：增强检查中使用的造影剂较多，且注射速度较快，对过敏体质的人来说容易出现过敏反应，轻度可出现恶心、呕吐、皮疹、荨麻疹，严重者出现喉头水肿，过敏性休克等重度过敏反应，可危及生命。假如检查之前没有空腹，过敏患者发生呕吐时，食物可能从中呛入气道内，可导致患儿窒息。

（2）避免图像被影响：如果胃部中存在食物残渣，会干扰到影像，影响检查结果，特别是上腹部检查，因而检查前必须空腹。

增强检查过程中需要静脉注射造影剂，而造影剂可能会造成不同程度的过敏反应，这些多数是在检查后 30 分钟以内发生的，原地留观，一旦发生过敏反应可以及时采取救治措施。那增强后的过敏反应有哪些呢？

（1）轻度不良反应：轻度荨麻疹、瘙痒、斑、恶心、轻度呕吐等，可自行恢复。

（2）中度不良反应：明显荨麻疹、轻度支气管炎、面部及喉头水肿、严重呕吐低血压等。

（3）重度不良反应：低血压休克呼吸停止、心搏骤停、心律失常、惊厥等。

（4）迟发性不良反应：注射对比剂 1 小时至 1 周内出现如皮疹、呕吐、头痛、肌肉疼痛、发热等。

如果宝宝在做 CT 或者 MRI 增强检查，出现上述症状要及时告知医生进行相应处理。

48. 为什么儿童做 MRI 时需要镇静或者麻醉

MRI 是一种利用磁场和射频波来获取人体内部结构的影像学检查，它可以显示出软组织的细微差别，对于诊断一些颅脑、脊髓、关节等疾病有很大的帮助。而且，MRI 不使用 X 射线，对人体没有辐射危害，尤其适合儿童和孕妇。但是，MRI 检查也有一些特殊的要求，比如：

（1）MRI 检查需要患者在一个狭窄的圆筒内保持不动，检查时间一般在 20 分钟到 1 个小时之间，有些甚至更长。这对于儿童来说是一种很大的考验，他们很难忍受这样的环境，容易产生恐惧、焦虑、不安等情绪，影响检查的进行。

（2）MRI 检查过程中会产生很大的噪声，一般在 80~120 分贝之间，相当于一辆摩托车的声音。这对于儿童来说是一种很大的刺激，他们很难适应这样的声音，容易发生惊吓、哭闹、挣扎等反应，影响检查的质量。

（3）MRI 检查对图像的清晰度要求很高，如果患者在检查过程中有任何的运动，都会导致图像模糊，无法诊断。而儿童由于年龄、智力、意志等方面的限制，很难主动配合检查，保持不动，即使是一些微小的呼吸、咽喉、眼球等运动，也会影响图像的清晰度。

因此，为了保证儿童 MRI 检查的顺利进行和图像的质量，往往需要对儿童进行镇静或者麻醉，让他们处于一种睡眠或者半睡眠的状态，减少他们的运动和不适感，提高他们的配合度。

传统的 MRI 检查儿童镇静常用水合氯醛口服或灌肠，但由于水合氯醛单独应用起效时间较长，成功率较低，而增加剂量可能会造成苏醒延迟甚至呼吸抑制等不良事件。所以麻醉越来越多地应用到儿童 MRI 检查中。在麻醉医师的评估和监测下，持续低剂量麻醉药物可以保证儿童 MRI 检查的镇静需求，提高检查成功率，减少不良事件的发生。

49. CT 和 MRI 哪个更适合鼻窦炎的检查，“上颌窦和筛窦气化良好”是正常的吗

鼻窦炎是指鼻窦（鼻腔周围的空腔）发炎的情况，常见的症状有鼻塞、流脓涕、面部疼痛等。鼻窦炎的诊断和治疗需要借助影像学检查，如 CT 或磁共振检查。

磁共振检查的优点是没有辐射，可以清晰显示鼻窦的软组织结构，对于真菌性鼻窦炎或侵袭性鼻窦炎有较好的诊断价值。磁共振检查的缺点是需要预约，等待时间长，检查时间相对 CT 长些（约十几分钟），噪声大，价格高，不适合小儿或不能配合的患者，需要用药物镇静。

CT 检查的优点是方便快捷，可以立即检查，检查时间短，价格低，可以显示鼻窦的异质结构，对于鼻窦炎的诊断和手术指导有较好的效果。目前儿科专科医院多普遍采用低剂量 CT 扫描鼻旁窦，“低剂量”，顾名思义，就是产生的射线量非常低，射线量约相当于几张到十多张胸部 X 线片的剂量，远远低于国家规定的对公众受辐射剂量的限值，所以此辐射量基本可以忽略不计。当然如果还是很顾虑辐射影响，加上部分医院未普及低剂量 CT 扫描，可以考虑预约磁共振检查。

综上所述，鼻窦炎可以做磁共振检查，也可以做 CT 检查，具体要根据患者的情况和医生的建议选择合适的检查方法。一般来说，如果没有特殊的

诊断需求，CT 检查更为常用，因为它更为方便和经济。如果对辐射有顾虑，或者有真菌性或侵袭性鼻窦炎的可能，可以选择磁共振检查，但需要注意预约和配合的问题。

至于 CT 报告上的“上颌窦和筛窦气化良好”，这是指上颌窦和筛窦内充满了气体，没有积液或肿块，是正常的表现。鼻窦的气化是一个发育的过程，不同的鼻窦气化的时间不同，上颌窦和筛窦最早气化，蝶窦和额窦最晚气化。所以有时候 CT 报告上只写了上颌窦和筛窦气化良好，而没有提到蝶窦和额窦，这是正常的，不必担心。

50. “颈椎生理曲度变直”“颈椎反弓”，对儿童有影响吗

颈椎是我们脖子里的一段骨头，它的形状是向前弯曲的，就像一个弓。这样的形状有利于保持头部的平衡，也能缓解颈部的压力。正常颈椎曲度是呈现弓向前方的弧形，如果弧形消失而变直则为颈椎生理曲度变直，如果不仅是正常曲线消失，反倒是向后突形成反方向的弧形，则称为颈椎反弓。

“颈椎生理曲度变直”对于儿童来说，由于儿童脊柱周围起支撑作用的韧带、肌肉结构还不够强硬，首先要考虑身体位置的变化也可能引起颈椎生理曲度变直，如拍 X 线片时没有抬头，或者拍 CT 时头枕得太高等。

而“颈椎反弓”多半是有异常。颈椎曲度改变后，各椎体受到的应力随之发生改变，椎间关节的负荷增加，容易出现颈椎不稳，颈椎周围的韧带、肌肉等支持组织要用更大的力量来维持颈椎的稳定性。颈椎曲度异常后，由于脊柱受力的异常，容易引起关节脱位或退变。颈椎曲度的改变增

加了寰枢关节的应力，在创伤或感染等诱因作用下，容易出现寰枢关节半脱位。

51. 孩子的胸片报告上写了“两肺纹理增深、模糊”，有问题吗

孩子的胸片报告上写着“两肺纹理增深、模糊”，这可能会让家长感到不安和困惑。肺部的纹理主要由肺部血管、支气管和淋巴管等组成，在正常情况下，X线片上呈现出清晰的纹理。然而，如果报告中提到肺纹理增深、模糊，这可能意味着肺部结构发生了一些变化。

首先，需要强调的是，单纯的肺纹理增深、模糊并不能确定具体的诊断，需要综合考虑其他因素。在此情况下，建议家长结合孩子的临床症状和病史进行观察。例如，如果孩子有咳嗽等呼吸道症状，可能与支气管炎有关。而对于一些先天性心脏病的患儿，肺部血流量的增加也可能导致肺纹理增深。

但如果孩子没有明显的症状，那么可能是个体差异或是正常变化的表现。在这种情况下，建议家长进行动态观察，并及时咨询医生。如果孩子有其他症状或疑问，应及时就医，进行进一步的检查和诊断，以明确肺部的情况，并制定合适的治疗方案。

52. 孩子胸部 CT 发现“肺部结节”，怎么办

近年来，随着医疗技术和水平的不断提高，“肺结节”开始被越来越多的人关注，大家看到肺结节首先想到的是肿瘤、恶性、肺癌等字眼，当家长看到孩子检查报告里出现“肺结节”等描述时心中难免会惶恐不安，我们孩子还这么小，不会真的有问题吧。由于不主张对健康儿童进行常规胸部 CT 检查，因此儿童肺结节的研究较少，但在实际临床工作中，“肺结节”在儿童胸部影像学检查中并不少见，特别是在新冠病毒肺炎疫情后，接受胸部 CT 检查的儿童较多，儿童肺结节也引起了家长的关注。大部分非肿瘤儿童肺结节病因是以感染性疾病为主，包括肺炎、肺部真菌感染或者肺结核等；对于肿瘤患儿，出现边缘光整的双肺多发结节则需要高度怀疑转移性肺结节。如何判断结节的良恶性是非常专业的知识，这个除了需要影像学检查以外，还需要结合临床病史、呼吸系统相关症状、血常规、病原微生物检测、结核菌素试验等。一般没有其他部位肿瘤病史的儿童，肺结节小于 5 毫米，恶性的可能性很低，家长也不必太过担心，在专科医生的指导下进行治疗随访即可。

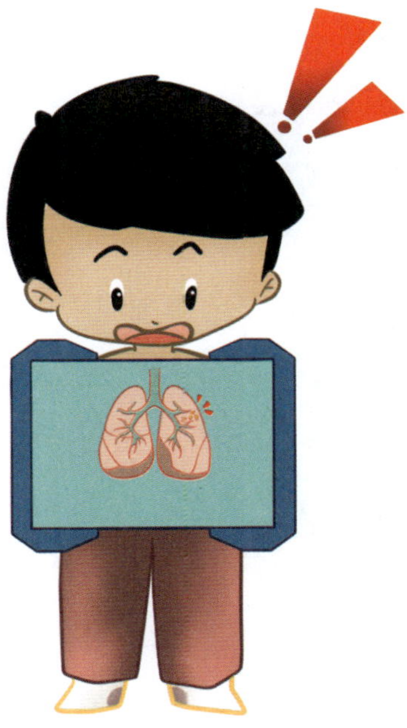

53. 做上消化道钡餐造影检查，喝的白色的药物有副作用吗

上消化道钡餐造影检查是一种检查食管、胃和十二指肠是否有病变的方法。它的原理是让患者空腹喝下一种叫作硫酸钡的白色药物，然后在X线透视下，通过造影剂在消化道内的填充情况观察是否存在病变。上消化道钡餐造影检查需要空腹，儿童检查前禁食、禁水8~12小时，新生儿及婴儿检查前禁食、禁水4小时。上消化道造影可以帮助以下相关的病史和症状进行诊断，如：腹部疼痛、上腹部不适、体重减轻或生长发育受限、先天性综合征或肠旋转不良相关的异常、慢性或复发性呼吸道疾病、威胁生命的急症、术前评估、术后评估、腹肿块、呕吐、上消化道出血的症状或体征等。

白色的药成分是医用硫酸钡，它是一种不溶于水的白色粉末，在X线图像上其密度与周围组织结构形成对比，从而显示消化道的形状、黏膜和功能活动等情况。它不会被人体吸收，也不会对人体造成伤害，只是在消化道里面停留一段时间，然后随着排便排出。一般来说，硫酸钡是没有什么副作用的，但是有些人可能会出现一些轻微的不适，比如：胃部不适、恶心、呕吐、腹泻或便秘等，一般在数小时或数天自行缓解。个别人会有过敏反应、皮疹等症状，这时需要及时就医，进行抗过敏治疗。

54. 什么是空气灌肠复位检查

空气灌肠复位检查是一种治疗肠套叠的方法。肠套叠是一种小儿常见的急症，就是肠子像手套一样套在一起，导致肠子的血液不流通，严重者会发生缺血性坏死，甚至穿孔。肠套叠多发生在 6 月龄~3 岁的小孩，如果宝宝突然阵发性哭闹，腹部疼痛（通常不能被安抚，可有蜷缩身体或抬高腿部），频繁呕吐或者排果酱样大便，就要赶紧去医院检查，看看是不是肠套叠。

空气灌肠复位检查的原理很简单，就是用空气把套在一起的肠子给吹开。具体的操作是这样的，医生会在宝宝的肛门插入一根管子，管子里面有个气囊在肛门内起到固定作用。然后，医生会用 X 线机监视肠子的情况，同时给管子里面注入一定压力的空气，让空气进入肠子，把套在一起的肠子给撑开，恢复正常。这种方法很有效，大多数肠套叠都可以通过空气灌肠复位检查治好。以回结型肠套叠为例，空气灌肠复位的成功率可以达到 90%以上。

但是，这种方法也有一定的风险，有时候空气灌肠会导致肠子破裂，造成气腹、腹膜炎或者休克等严重的后果。尤其是对于一些精神萎靡、哭声低弱无力、大便呈黑色甚至有腥臭味的患儿，其肠壁可能已经出现坏死的情况，这时候就需要进行手术治疗了。所以，医生在做空气灌肠复位检查之前，首先需要评估宝宝的情况，以采取相应的治疗方案。

55. 为什么孩子肚子疼得厉害时要拍腹部平片，并且还要站着拍

在临床上，腹痛是儿科门急诊常见的疾病之一，引起腹痛的原因也有很多，比如消化道穿孔、肠梗阻、消化道异物等都可以通过腹部立位片来诊断。

当发生消化道穿孔时，胃肠道内的气体会进入腹腔，引起剧烈的腹痛，X线在影像上对气体是非常敏感的，是消化道穿孔的首选检查方法。我们的腹腔和胸腔之间是由穹隆状的膈肌分开的，膈上紧挨的是肺，肺是含气脏器，在X线片上显示是低密度的，而膈下的肝脏、脾脏这些实质性脏器则是高密度的。在站立位下，由胃肠道内进入到腹腔内的气体会慢慢上升到一侧或者两侧膈肌下方，并且呈弧形分布，这样就会在腹部立位片上显示出一条弧形的低密度影，这种游离气体的出现就高度提示消化道穿孔。

肠梗阻的患儿非常多见，主要症状是腹痛、腹胀、呕吐、停止排便排气。腹部立位片是肠梗阻的首选检查方式，典型表现就是多发气液平。什么是气液平呢？当肠管内气体和液体同时存在，站立位时低密度的气体位于上层，液体密度较气体高，位于下层，就会在片子上看到气体漂浮在液体之上，二者之间形成的平面就是气液平。但有气液平就一定有肠梗阻吗？并不是！当急性胃肠炎时，也会刺激肠黏膜分泌大量液体，也可以与肠管内的气体形成气液平，这种情况就需要结合患者临床症状、检验结果来进行诊断。

消化道异物在临床工作中也经常碰到，可以通过对患儿进行腹部X线片初步判断消化道异物所在位置。但并不是所有异物都能在X线片中显示出现的。像一些低密度的，比如果核、纽扣、木屑、塑料玩具等都是显示不出

来的，而硬币、铁钉、纽扣电池、磁力珠、部分玻璃珠、水银这些都能在 X 线片上显示出来。此外腹部立位片还能初步判断是否存在由消化道异物引起的胃肠道穿孔、肠梗阻。

孩子腹痛严重时，有时候父母可能不忍心看着腹痛的小孩站着拍片，但在上述情况下拍摄腹部立位片是很有必要的。腹部立位片拍摄速度快，辐射剂量小，可以及时排除、发现急腹症。如果实在不能配合，可以进行腹部 CT 或超声检查。

56. 怀疑孩子肾脏创伤，做了 B 超后还需要做 CT 检查吗

儿童期由于生理结构的原因（部分肾脏位于肋缘下得不到肋骨的保护、下部肋骨未完全骨化而较脆弱、肾周脂肪层较少而缓冲作用差），肾脏较成人更易发生创伤。B 超由于检查简便、快捷、无辐射的原因，可用于外伤的初步排查，可以发现肾内、包膜下、肾周血肿，以及器官破裂、尿路梗阻，但是无法观察肾显影功能。仅 CT 平扫，由于创伤后出血与损伤的肾脏之间存在密度分辨力较差，造成损伤的范围模糊、边界不清，静脉注入造影剂的增强检查可以准确反映血肿、未强化组织与正常强化肾组织的范围，同时观察肾组织的强化程度，因此，进行增强 CT 检查可以评估肾脏损伤的程度、范围、肾功能及有无造影剂外渗情况；增强检查后可以进行三维重建后处理，观察肾血管损伤情况；延迟扫描可以观察膀胱输尿管充盈情况、有无输尿管及膀胱的损伤；同时，对于邻近组织脏器及骨骼的损伤情况也可以一起评估；因此，平扫及增强 CT 扫描为肾损伤的评估是非常重要的检查方法。

57. 孩子泌尿系统感染，为什么要做“排尿下膀胱尿道造影”及“静脉尿路造影”检查

小儿泌尿系感染是泌尿系统解剖结构异常常见的并发症，但也可发生于尿路正常的健康儿童。如情况稳定尽早用无创的B超做初步筛查，了解肾脏、输尿管、膀胱及尿路的情况，如B超有解剖形态等异常，需要结合放射学造影检查。常见的并发泌尿系感染的解剖异常包括：肾盂输尿管交接部或膀胱输尿管连接部梗阻、膀胱输尿管反流、输尿管重复畸形、异位输尿管开口、输尿管囊肿、后尿道瓣膜等各种畸形。

排尿性膀胱尿道造影（voiding cystourethrography，VCUG）是自导尿管注入一定量的稀释造影剂，准备完毕后拔出导尿管，在患儿排尿过程中摄片。用于观察膀胱形态、容积及排空能力，有无膀胱输尿管反流以及后尿道瓣膜等。

静脉尿路造影（intravenous urography，IVU）是将造影剂注入静脉，观察泌尿系的解剖结构和功能状况。通过肾脏对比剂分泌排出时间和对比剂在肾盂肾盏内的浓淡程度观察肾脏解剖结构和大致评估肾功能状况。从输尿管近端至远端观察形态以排除肾盂输尿管交接部梗阻、膀胱输尿管连接部梗阻、输尿管重复畸形、输尿管异位开口及输尿管囊肿等畸形。

因此，对于泌尿系统感染的患儿，根据病情评估，选择恰当的影像学检查，来排除患儿异常解剖结构及大致评估功能状况，以采取合理的治疗干预措施。

58. X线报告显示“青枝骨折”是什么意思

青枝骨折是一种常发生于儿童的特殊骨折类型，属于不完全骨折。不完全骨折发生因儿童骨骼柔韧性较大，在发生暴力作用后骨质完全断裂前有很强的可塑性，仅有部分骨皮质、骨小梁断裂。儿童骨骼中含有较多的有机物，骨外膜较厚，在力学上具有很好的弹性和韧性，不容易折断，常见于四肢长骨骨干及干骺端，当遭受外力时就会发生骨皮质皱褶、凹陷，而不见骨折线，似嫩枝折曲后的表现，故取名为“青枝样骨折”。青枝样骨折有两种类型：一是A型青枝样骨折：常由于长骨遭受纵向外力，长骨干骺端的骨皮质发生扭曲、皱褶，同时受力处骨小梁增粗致密。此型常见；二是B型青枝样骨折：为长骨遭受纵向外力的同时还有一个外翻作用力，使纵向外力偏移出中心而不对称地作用于骨皮质，使一侧骨皮质发生皱褶、凹陷。青枝骨折最常见的临床表现是患肢疼痛、压痛及肿胀等，因疼痛引起患肢活动部分受限，没有骨折典型的反常活动（比如骨折的部分超出了正常的弯曲和活动幅度）、骨擦音及骨擦感（骨折端相互摩擦时，听到骨擦音或感到骨擦感）。青枝骨折时，头虽“折”却未“断”，一般都属于稳定性骨折，通常不需要手术治疗。四肢骨的青枝骨折只需手法复位、石膏外固定即可恢复，一般没有后遗症。

59. 膝关节 X 线平片发现纤维骨皮质缺损，这种情况严重吗

纤维骨皮质缺损为最常见的非肿瘤性骨纤维性病变，主要见于生长发育期的儿童，好发于 6~15 岁，男性发病率高于女性，是因为骨骼局部骨化障碍，纤维组织增生或纤维组织侵入骨皮质形成。临床多无症状，常偶然发现，部分患儿因间歇性钝痛就诊。其典型 X 线表现为长骨（多见于股骨远端和胫骨近侧干骺端）骨皮质内卵圆形或不规则透亮区，边界清晰，伴有硬化边，直径多小于 2 厘米，无骨膜反应，可单发或多发。纤维骨皮质缺损多不需要治疗，多数病变可自行消失，少数病变可持续增大，累及局部骨髓时成为非骨化性纤维瘤，需进一步随访治疗。

60. 儿童骨龄测评为什么要拍左手

骨龄就是指骨骼发育的程度，它可以反映儿童的生物年龄，也就是身体的成熟程度。骨龄和实际年龄不一定相同，有的孩子骨龄比实际年龄大，说明他们的身体发育比较快，有的孩子骨龄比实际年龄小，说明他们的身体发育比较慢。那么，医生是怎么测量儿童的骨龄的呢？骨龄的测量方法是拍摄手腕的 X 线片，也就是我们常说的骨龄片。手腕是人体骨骼发育最快的部位，它包含了很多不同形状和大小的骨头，这些骨头会随着年龄的增长逐渐长大、融合，形成一种特定的图案，就像我们的指纹一样，每个人都不一样。医生可以根据这些图案和一些标准的骨龄图表来判断孩子的骨龄。通

过测量骨龄，医生可以了解孩子的生长发育状况，判断他们是否有生长异常或者潜在的内分泌疾病，以及预测他们的成年身高。

但是，你有没有注意到，医生一般都会让孩子拍左手，而不是右手，这是为什么呢？因为左手的骨骼发育更能反映出儿童的整体水平。大家在生活、学习、工作当中可能都习惯于使用右手（也就是所谓的“右利手”），所以右手的发育一般均较左手稍提前，但偏差不大（一般在 0.3~0.6 岁之间）。日常当中还有少许习惯于使用左手活动、操作相关的儿童（所谓的“左利手”），此种情况下便可摄取右手，以右手的骨龄为基本参考数据。

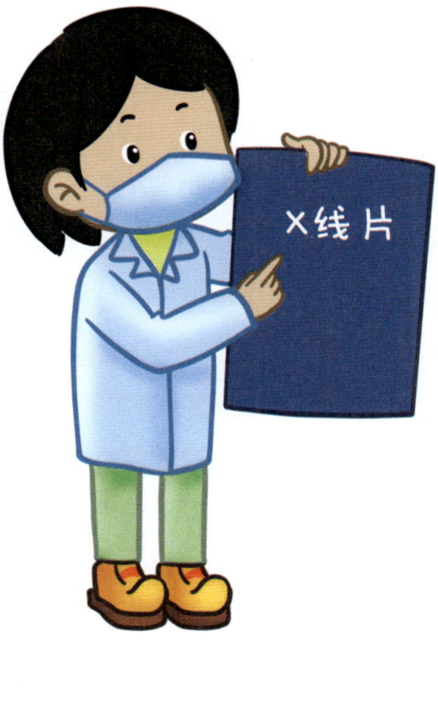

61. CTA、MRA、DSA 各是什么检查，有什么区别

我们的患儿家属经常能听到这几个检查项目的名字，但是并不知道这些检查项目有什么作用，该怎么选。其实 CTA、MRA、DSA 这 3 类检查，本质上都是血管造影，但是它们有什么区别、各有什么优缺点呢?

计算机体层血管成像（CT angiography，CTA）是通过静脉注射含碘造影剂，经心脏到达相应部位动脉，再由螺旋 CT 进行扫描和后期三维重建，利用组织间密度差异将血管的形态显示出来；

磁共振血管成像（magnetic resonance angiography，MRA）有平扫 MRA 和增强 MRA 之分，平扫 MRA 是通过血管内流动血液与周围静止组织的磁敏感差异形成图像对比的技术；增强 MRA 则是通过静脉注射顺磁性对比剂，进行磁共振扫描及重建，利用磁敏感性差异显示血管的情况；

数字减影血管造影（digital subtraction angiography，DSA）用的是 C 型臂数字减影机，通过在动脉注入对比剂使血管显影，并通过数字化处理，把不需要的组织影像删除，只显示血管影像。

CTA 和 MRA 属于无创检查，主要用于血管性疾病的初步诊断或者术后追踪复查，可以同时观察血管及血管周围组织结构的情况，相对来说，CTA 扫描速度较快，分辨率比 MRA 高，但辐射较大，后处理时间较长。MRA 虽然分辨率差，但它没有射线，并且对于造影剂过敏和肾功能不好的患者可以选择平扫 MRA。DSA 是有创的血管造影，是业界公认的“金标准”，一般由专门的介入医师完成，可以高清实时动态观察血管的情况，如果病情需要，可以同时进行介入治疗；缺点是 DSA 检查属于微创手术，辐射剂量较大，患者需要住院观察，做好术前评估和准备，术中有可能会出现出血、药物不良反应等风险，费用也比较高。

62. 什么是介入，介入对于儿童患者能够治疗哪些疾病

介入全称是介入放射学，又称介入治疗学。是近年迅速发展起来的一门融合了影像诊断和临床治疗于一体的新兴学科。介入本身属于微创外科的分支之一，特点就是介入进行各种检查或者治疗，以影像学为基础，在数字减影血管造影机、超声、磁共振、CT 等影像设备引导下，用穿刺针、导管及其他介入器材，通过人体自然孔道或者微小创口，将特定器械导入人体病变部位进行微创治疗的系列技术的总称。其突出特点是微创，与内科、外科并列成为重要的临床学科。

儿童介入治疗的范围与成人并无差别，只是儿童相对于成人来说其疾病的种类与数量偏少，但儿童疾病又具有其特殊性，最大的特点就是先天性疾病较多，另外还有一些儿童期发病的特殊疾病。最常见的就是先天性心脏病，因此心血管介入治疗儿童先天性心脏病已经成为一种常见的治疗方法。除心血管介入以外，全身各部位血管（动静脉）内介入，治疗各种血管畸形及病变的栓塞或再通，比如全脑血管造影诊断先天性脑内血管畸形、急性脑梗死的溶栓再通、脑动脉瘤栓塞术，肾动脉狭窄扩张术，肝门-体静脉分流术；部分儿童肿瘤（例如视网膜母细胞瘤、肝母细胞瘤、巨大血管瘤等）的经导管动脉栓塞化疗（transcatheter arterial chemoembolization，TACE）；各种血管或食管等腔内支架或滤器等置入物的置入；儿童先天性脉管畸形的治疗等。

63. 什么是脉管畸形，脉管畸形的介入治疗有哪些优势

脉管畸形是脉管性疾病中除血管肿瘤以外的另一组成部分，主要包括血管畸形及淋巴管畸形。目前习惯性按照2014年ISSVA分类方案对脉管畸形进行临床分类，大致分为：①低流量脉管畸形：其中又分为毛细血管畸形（葡萄酒色斑/毛细血管扩张/角化性血管瘤），静脉畸形，淋巴管畸形。②高流量脉管畸形（动脉畸形/动静脉瘘/动静脉畸）。③复杂混合性脉管畸形。可发生于全身各处，多见于头颈部、严重时对患儿的容貌外观、心理及身体健康造成影响。

介入治疗脉管畸形是在影像引导下超选微小血管内或经皮行病灶内硬化剂注射及血管栓塞治疗。与传统的大范围手术切除相比，血管内的介入治疗不仅具有创伤小、安全性高、住院时间短和疗效显著的优点，而且术后通常不存留明显的外科手术瘢痕，因此已经成为当下对于部分脉管畸形首选的微创治疗手段。脉管畸形以静脉畸形和淋巴管畸形最为常见。

静脉畸形既往也称为海绵状血管瘤，是比较常见的低流量脉管畸形，主要由异常扩张的静脉成分组成，男女发病率相似，随着年龄的增长，这些畸形静脉可能进一步扩张，引发局部的肿胀、疼痛以及“静脉石”的发生，某些特殊部位的病灶甚至会毁损容貌、影响功能。瘤体内介入硬化治疗已成为静脉畸形首选的治疗方案，可以在影像设备的引导下，将硬化剂注入病灶内，使整个病灶内都充满药液，从而高效、安全地进行治疗。

淋巴管畸形也称淋巴管瘤，是淋巴管先天性发育畸形或者某些原因引起的发病部位淋巴液排出障碍导致的淋巴管扩张、增生而形成，儿童发病多见，瘤体生长缓慢，自行消退极罕见。介入治疗是将硬化剂（平阳霉素等）注

入囊腔后破坏囊腔内皮细胞，减少淋巴液的生成，使囊腔缩小，并促进局部成纤维细胞和胶原纤维增殖，使淋巴管畸形发生硬化闭塞，为患儿提供了一种最小创伤的治疗选择，显著减少了传统手术切除留下的瘢痕和复发问题。

既往大多数脉管畸形患儿都是去皮肤科做激光，普外科、整形科做手术，但随着医学技术的发展，介入治疗成为一种安全、有效、创伤小的新型治疗方法，且有望取代以往传统治疗方法，成为脉管畸形治疗中首选的治疗方案。

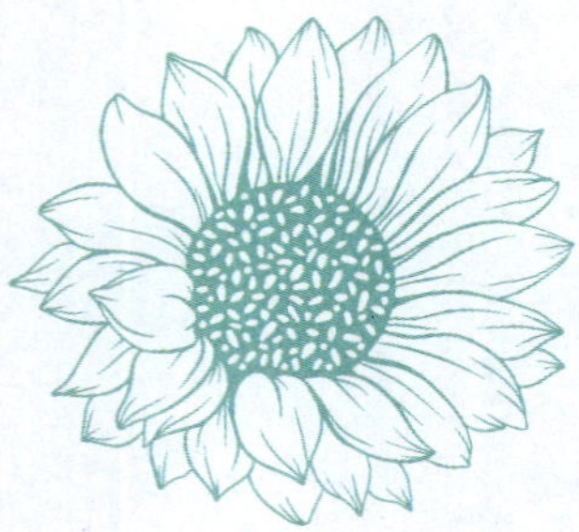

三

超声检查篇

64. 什么是超声，B 超跟彩超有什么区别，对人体有辐射或其他伤害吗

超声是指频率超出人耳听觉范围的声波。人耳能听到的声波频率为 20~20 000 赫兹，我们把频率高于 20 000 赫兹的声波称为超声波。超声检查是一种利用超声波来观察人体内部结构和功能的方法。超声波就像一种看不见的光，它可以穿透人体，但是在不同的组织上会反射不同的回声强度，如骨骼在超声显像为强回声、血液及胆汁超声显像为无回声。探头就像一种相机，它可以发射和接收超声波，然后把它们转换成我们能看到的图像。

超声检查有不同的类型，最常见的是 B 超和彩超。B 超就是用黑白的颜色来显示图像，它可以显示出器官的大小、形状、位置和密度，以及有没有囊肿、肿瘤、结石等异常。彩超就是用彩色的颜色来显示图像，它可以显示出血管的血流情况，以及有没有狭窄、阻塞、血栓等异常。彩超是在 B 超的基础上，增加了彩色血流显像功能，它可以更清楚地看到组织器官或者病变部位的血流供应情况，可使疾病的诊断率大大提高。

超声检查应用广泛、涵盖全身，尤其在儿童群体，因其胸腹壁薄、囟门颅缝未闭等特点，使得超声应用尤为深入。通过超声检查，医生可以观察到你的心脏、肝脏、肾脏等器官的形态和功能，以及有没有炎症、肿瘤、结石等异

常。超声检查是一种安全、无痛、无辐射的检查方法，你不用担心它会对你的身体造成伤害。

65. 超声检查时涂抹的凉凉的液体是什么，它有什么作用

超声检查观察人体内部结构和功能是通过超声波在不同组织中的具有不同的传播和反射特性达成。如果探头和皮肤之间有空气，超声波传播时，由空气进入皮肤时会形成一个界面，由于二者声阻抗特性差异大，就像在玻璃上贴一张照片一样，超声波就会被空气反射掉，我们就看不到皮肤下面的图像了。所以，我们需要用一种特殊的液体来填充空隙，这就是医用耦合剂。

医用耦合剂是一种由新一代水性高分子凝胶组成的医用产品，主要成分有水、甘油、润滑脂等，pH 为中性，对人体无毒无害，不易干燥、不易酸败，无腐蚀性、不污染皮肤和衣服，易擦除。医用耦合剂有以下作用：

（1）隔绝空气：医用耦合剂涂于皮肤表面，充填探头与皮肤间的微小空隙，以达到隔绝空气的效果，有助于获得清晰的检查结果；

（2）减少声阻抗差值：通过减小探头与皮肤之间的声阻抗差值，可减小超声波能量在这个界面的反射损失，最终获得较高质量的超声图像；

（3）润滑：医用耦合剂湿润皮肤，减小探头面与皮肤之间的摩擦，使探头能灵活地滑动探查。

医用耦合剂是一种很重要的超声检查辅助材料，它可以帮助我们获得更清晰的超声图像，从而更好地诊断疾病。医用螯合剂对人体无害，使用后可以轻松擦除，不会留下痕迹。但也有极个别案例出现红疹、痒感等过敏表现的情况，如果在超声检查有任何不适，可以及时咨询医生。

66. 超声检查做哪些项目需要空腹，哪些需要憋尿

做超声检查时，有些项目需要空腹，有些项目需要憋尿，这些都是为了让超声波能够更好地穿透和反射，从而获得更清晰的图像，更准确地诊断。具体来说：

（1）需要空腹检查的部位包括：胆囊、胰腺、肾动脉、肾静脉、下腔静脉、腹主动脉、肠系膜上静脉等。

因为胆囊需要空腹是因为进食后食物进入十二指肠时引起胆囊素释放，刺激胆囊收缩，从而无法显示清晰。就像一个气球一样，充满气的时候容易看到，放掉气的时候就不容易看到了。而胰腺位于胃后方，进食后胃内残渣及气体会影响胰腺显示。腹膜后的血管如肾动静脉、腹主动脉及肠系膜上动脉等因为位置较深，其前方有胃肠等气体的干扰，进食后干扰更加明显，因此需要空腹。

（2）需要憋尿检查的部位包括：肾脏、膀胱、输尿管、子宫及附件区等泌尿、生殖系统的器官，这些部位的检查需要憋尿是因为：

膀胱属于空腔脏器，需要良好地充盈才能够看清膀胱壁及腔内的结构，对于输尿管下端的结石也一样需要充盈膀胱来提供透声的条件。对于输尿管反流的宝宝，膀胱充盈后的压力使得反流容易被发现，就像一个水龙头，水压大的时候容易看到水流的方向，水压小的时候就不容易看到了。

子宫及附件位于盆腔，良好的膀胱充盈可以挤开肠内容物及气体的干扰，使子宫和附件显示得更加清晰。

67. 孩子肚子痛，为什么要做超声检查，超声结果未见异常就一定是没问题了吗

孩子肚子痛时，医生首先会怀疑肠道、胆囊、胰腺等器官是否有问题，但无论是通过视诊、触诊、叩诊、听诊等传统方法都无法准确判断病变所在位置，这时需要一些辅助手段协助诊断，血常规、影像学检查是最为常见的辅助手段，而超声检查最为简便易行，且无辐射伤害，重复性强，可作为影像学筛查的首选。

小儿常见腹痛病因有：胆囊炎、胰腺炎、阑尾炎、肠套叠、肠系膜淋巴结肿大等。通过超声检查，医生可以看到肚子里的器官有没有发炎、肿大、阻塞等问题。例如发生阑尾炎时超声可直观显示阑尾肿胀程度、周边炎性改变，准确测量阑尾外径、盆腔积液深度等情况；肠套叠时超声可直观全面地显示套入的类型、套入的深度、肠管肿胀的程度、诱发病灶的位置等；肠系膜淋巴结肿大时超声可以评估淋巴结血流、形态及周围系膜组织肿胀程度等。这些重要信息，超声检查可以动态、全面、细致、直观显示，是其他辅助检查所无法替代的。

但是，有时候超声检查也会受到一些影响，比如腹壁脂肪层较厚、肠内容物及气体较多、哭闹扭动等都会干扰图像的清晰程度，影响结果的判断。所以，超声所示的阴性结果不一定表示孩子就是正常的，还需结合其他实验室检查或者体格检查等结果，才能确定病情。

68. 什么是肠套叠，为什么二次 B 超检查时却“消失不见”了

肠套叠是指一段肠管套入邻近肠腔致肠子卡顿的情况，这样会影响肠管的运动和血液的供应，导致肠管发炎、坏死，甚至穿孔。肠套叠的原因有很多，有些是因为肠子里长了一些肿块，比如肠息肉、梅克尔憩室等，有些是因为肠子的结构不太正常，比如回盲部系膜固定不好，有些是因为肠子的功能不太正常，比如肠道感染、过敏等。

肠套叠好发于 2~10 月龄的婴儿，可能与婴儿肠道发育的特点有关。肠套叠的症状主要表现为呕吐、阵发性腹痛，严重时出现便血。腹痛时，婴儿会蜷缩双腿，脸色苍白，哭声尖锐，腹痛缓解时，婴儿会安静下来，但很快又会发作。便血时，粪便呈现鲜红色或者黑红色，有时还夹杂黏液，形似果酱，这是肠套叠的典型表现。

肠套叠是一种危急的病情，需要尽快诊断和治疗，否则会造成严重的后果。超声检查可以帮助医生判断肠套叠的位置、程度和类型，从而选择合适的治疗方案。有些肠套叠可以通过灌肠或者手法复位来解除，有些则需要手术治疗。灌肠是一种利用空气或者液体的压力，把套住的肠子推出来的方法。手法复位是利用手指的力量，按摩肚子，使套住的肠子松解复位。手术治疗是外科医师通过开腹或者腹腔镜解除套叠并固定肠管。医生会根据患儿的具体情况，选择最合适的方法。

那为什么有些儿童在当地医院 B 超提示肠套叠去上级医院却“消失不见”呢？这是因为有些肠套叠是不稳定的。也就是说，套入的肠段会因为一些因素而自行脱出，恢复正常。这些因素可以是肠道的自发收缩、肠内的气体或液体的变化、患儿的活动或颠簸等。不稳定的肠套叠通常发生在套

入程度较浅、时间较短、无肠坏死的情况下。但是，这种自行解套的可能性并不高，而且也不能排除肠套叠的复发风险。因此，如果患儿有肠套叠的症状，仍然应该及时就医，进行超声检查和必要的治疗。

69. 儿童疝气做超声检查时一次阴性结果能完全排除疝气的可能吗

疝气是一种常见的儿童疾病，它是指腹腔里的器官，如肠管，通过腹股沟的一个小孔或者薄弱的地方，突出到皮下，形成一个肿块。这种肿块一般在小儿的腹股沟区域，所以叫腹股沟疝。小儿的腹股沟疝大多是斜疝，也就是说，突出的器官是沿着腹股沟管的方向移动的。

超声检查可以看到疝气的内容物是什么，比如是肠管还是网膜组织，还可以看到疝气的大小，有没有卡顿，血液流通有没有受阻等。这些信息对于医生判断疝气的严重程度和治疗方法至关重要。

有时候，疝气会发生一种危险的情况，叫作嵌顿。嵌顿就是疝气的内容物被卡在腹股沟的小孔里，不能回到原来的位置。这样会导致内容物的血液供应不足，时间长了可能会造成内容物坏死，甚至引发感染、穿孔等严重的并发症。所以，一旦发现嵌顿，就要马上去医院，以免不良后果的发生。

疝气的发生和腹腔内的压力有关。当孩子哭闹、咳嗽、用力排便的时候，腹腔内的压力就会增大，这样就容易把内容物挤出来，形成疝气。但是，当孩子平躺安静的时候，腹腔内的压力就会减小，疝气就可能自己缩回去，肿块就消失了。这样的话，超声检查就可能看不到疝气，结果就是阴性的。但是，这并不代表孩子没有疝气，只是暂时没有表现出来。所以，如果医生怀疑孩子有疝气，就会让孩子在跑跳或者哭闹之后再做一次超声检查，看看有没有疝气出现。

总之，超声检查可以帮助医生诊断和评估儿童疝气的情况。但是，超声检查的结果也会受到孩子的体位和活动的影响，一次阴性的结果并不能完全排除疝气的可能。如果孩子有腹股沟区肿块、疼痛、呕吐等症状，应该及时就医，避免延误治疗。

70. 孩子脖子上摸到肿块，B 超检查提示淋巴结肿大，这种情况严重吗

经常有细心的家长在孩子的脖子上摸到小包块，可活动，B 超检查后提示淋巴结肿大，因此感到慌张。那么，什么是淋巴结呢？淋巴结其实是身体的免疫系统的一部分，可以帮助抵抗病菌。有时候，淋巴结会肿大，这可能是因为以下原因：

感染：细菌或病毒感染了身体的某个部位，淋巴结就会反应性肿大，表示身体在抗击病菌。如果感染得到控制，淋巴结就会恢复正常。这是最常见的原因，超声未做过多提示的淋巴结肿大一般属于此类，一般不用担心。

转移：有些恶性肿瘤会从原发部位扩散到淋巴结，使淋巴结变硬变大。这是比较严重的原因，需要及时手术和放化疗。但此种淋巴结活动性较小，有原发灶，且超声表现与原发灶具有同质性，报告中一般会给予提示。

淋巴瘤：淋巴瘤是一种肿瘤，是淋巴细胞异常增生的结果。淋巴瘤也会导致淋巴结肿大，而且不会消退。这也是一种严重的原因，需要及时治疗。此种淋巴结肿大多失去淋巴正常形态，血流较丰富，超声结果也会补充说明。

如果孩子的脖子上摸到了可以活动的淋巴结时，要观察有没有红肿热

痛的现象。如果有，可能是淋巴结自身的炎症引起的。如果没有，可能是感冒、发热等引起的反应性淋巴结肿大。这两种情况大多数都可以在消炎治疗后逐渐缩小，甚至消失；小部分淋巴结炎可进展至脓肿形成，这时可以通过外科引流治疗。另外一部分较为浅表的颈部淋巴结，未达到肿大的标准，暂时可不予处理，随访观察。

71. 婴儿臀纹不对称，为什么要做超声检查

小朋友的屁股上有两条线，叫作臀纹。如果发现臀纹不对称，就要注意，究竟是臀部和大腿脂肪过度堆积还是髋关节出现问题。髋关节是连接大腿和骨盆的地方，如果发育不好，会影响小朋友的走路和运动。

髋关节发育不良的分型有不稳定性髋关节、髋臼和股骨头发育不良、髋关节脱位和半脱位。这些问题可能是小朋友在妈妈肚子里就出现，也可能出生后形成的，是生长发育过程中形成、可预防的疾病。早期诊断与治疗干预者，可发育为结构与功能完全正常，而延迟诊断与治疗，可能导致不同程度的关节畸形和功能障碍。

那么，怎么发现髋关节发育有问题呢？最好的方法是做超声检查。超声检查是用超声波来看身体内部的情况，不会对小朋友造成伤害，也简便可重复。超声检查可以清楚地看到髋关节的结构，包括软骨和骨头，判断是否有异常。胎儿出生后，股骨和髋臼大部分仍为非骨化的软骨性结构，次级骨化中心出现于出生后 3~6 个月，此前 X 线平片无法显示股骨头位置，难以准确诊断，而超声则可以显示软骨和骨性髋臼与股骨头的形态、位置关系，准确识别异常结构。对于 6 个月内怀疑髋关节异常的婴儿，超声可以判断分型及严重程度，是首选的方法。在新生儿体检中髋关节角度测量也作为筛

查项目。不仅如此，发现异常结果后，要定期做超声检查，判断治疗是否有效和疾病转归。

72. 孩子身高较同龄偏矮，为什么要做超声检查

身高作为一种外在条件的体现，逐渐成为父母关注的重点，儿童的身高跟很多因素息息相关，比如生殖系统或泌尿系统的发育程度、内分泌功能是否健全等。如果发现孩子身高较同龄偏矮，可以做超声检查，观察是否存在以下问题：

（1）观察子宫的大小和子宫内膜的厚度，判断是否跟年龄相符，还可以检查乳腺的发育程度，判断是否有第二性征的出现。除此之外，超声可用于排查附件区的占位性肿块，如具有内分泌功能的生殖源性肿瘤等，分泌雌激素从而促进生殖器的发育。

（2）泌尿-生殖系统畸形：超声可以扫查泌尿系统，观察是否有异常的结构，比如肾脏发育不良、马蹄肾、尿道下裂等，这些病变可能与生长发育有关联。

（3）肾上腺病变：超声可以扫描肾上腺区，观察是否有肿瘤或增生病变，这些异常可能会导致激素水平的改变，影响生长发育。

（4）甲状腺功能减退：超声可以观察甲状腺的大小形态，观察是否有结节或肿大，这些可能会导致甲状腺激素的缺乏，影响生长发育。

超声不仅可以用于早期评估各系统的发育，及时发现问题，还可对性早熟治疗中患儿的子宫卵巢发育进行监测，连续有效的监测对治疗效果的观察至关重要，有助于为临床提供证据，及时调整治疗方案。

73. 什么是超声造影，安全吗

超声造影又称声学造影，是在常规超声检查的基础上，给患者外周静脉注射一种特殊的液体——微泡造影剂。微泡造影剂里面有很多很小的气泡。这些气泡在超声的作用下，会发出很强的回声，让超声的图像更清晰，更亮，更容易看出细微的变化。这样，医生就可以更准确地诊断一些疾病，比如肿瘤、血管病变、心脏病等，还可以评估治疗的效果，是一种先进的检查技术。

与普通超声相比，超声造影能提供更丰富、更明确的诊断信息，提高疾病的检出率，特别是提高肿瘤性病变的检出率，而且对肿瘤病变的定性诊断具有重要的参考价值，明显提高超声诊断的分辨力、敏感性和特异性。超声造影技术适用于肿瘤定性判断、微小病变的早期发现、血管病变及外伤的快速诊断、心脏解剖情况及血流动力学的准确评估、介入治疗的疗效评估等，在临床得到了越来越多的应用。

你可能会担心，这种液体会不会对身体有害呢？其实不用担心。目前用于超声造影的造影剂是以微气泡成分为主，以目前在临床应用最多的超声造影剂声诺维（注射用六氟化硫微泡）为例，这个造影剂微泡的成分主要就是六氟化硫气体，这种气体属于惰性气体，稳定性好，不会在人体中发生反应。在通过浅静脉注射后，微气泡会自由通过肺毛细血管瘤进入到人体的体循环，到达超声医生需要动态观察的靶器官或组织，而且很快会随着肺呼出体外（注射后 15 分钟左右）。这种检查的安全性较高，一般不会有副作用。

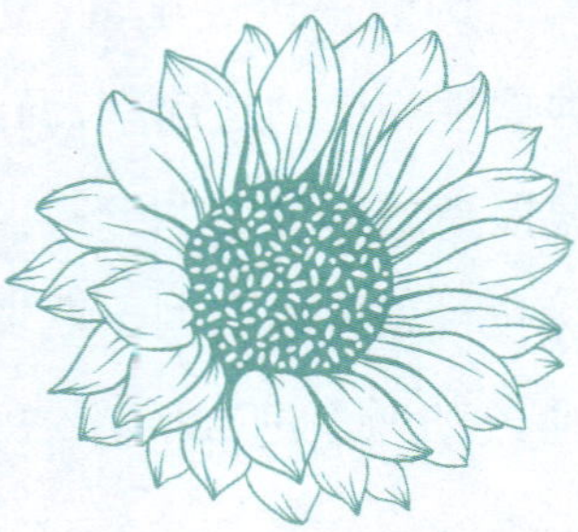

四

超声心动图检查篇

74. 什么是超声心动图检查

超声心动图检查也称之为彩色多普勒心超检查，我们一般简称为“心超”，这项检查是一种用超声波技术来观察和评估心脏结构和功能的无创检查。

（1）看心脏的形状和结构：心超就像一部专门用于心脏的3D扫描机，可以清晰地显示出心脏的各个部分。医生可以看到心脏的房间（心房和心室）和门（心瓣膜），以及连接的通路（大血管）。它可以帮助医生检查心脏是否有任何形态上或结构上的问题。

（2）检查心脏的工作情况：通过心超，医生可以看到心脏这个精密机器的工作运行状态。比如可以看到心脏收缩和舒张，就是它不断跳动的样子，这可以帮助医生检查心脏的泵血能力。又比如可以看到心脏的血流情况：心超就像一位心脏里面的交通警察，检查是否存在交通堵塞（血流阻塞）或者错误的行车方向（异常的血流方向）。

（3）“侦察”心脏问题：心超就是医生手里的一个用来侦察心脏的工具，可以帮助医生寻找和识别各种可能的心脏问题，比如心脏的先天缺陷、心脏瓣膜病、心肌疾病，或者其他疾病引起的继发改变等。

（4）评估病情的严重程度和改善情况：对于已知的心脏问题，心超可以像一个量尺一样，帮助医生度量病情的严重程度，以及预估治疗后的改善情况。

（5）指导心脏的手术和操作：在进行某些心脏手术或操作时，心超可以像一部 GPS 导航一样，实时指导医生，确保手术或操作安全和准确。

总的来说，心超就像一只心脏的多功能工具箱，可以帮助医生全面了解心脏的情况，从而做出准确的诊断并指导治疗。

75. 什么情况下需要做心超

超声心动图是一种非常有用的诊断工具，可以在许多不同的情况下使用：

有心脏疾病的症状时，如胸痛、呼吸困难、心悸、晕厥等，医生可能会建议你接受心超检查。

异常的体检发现：如果在体检时发现有心律不齐、血压异常、心脏杂音或其他和心脏相关的体征，医生会建议进行心超检查。

先天性心脏病：对于出生时就存在的心脏结构异常，心超是一个重要且必需的诊断工具。

心脏病的早期筛查：对于一些高危人群，如有家族心脏病史、高血压、糖尿病、高胆固醇等，医生可能会建议定期进行心超检查。

监测已知心脏病：如果你已经被诊断为某种心脏病，如心肌病、心脏瓣膜病等，你可能需要定期接受心超检查，以监测疾病的进展和治疗的效果。

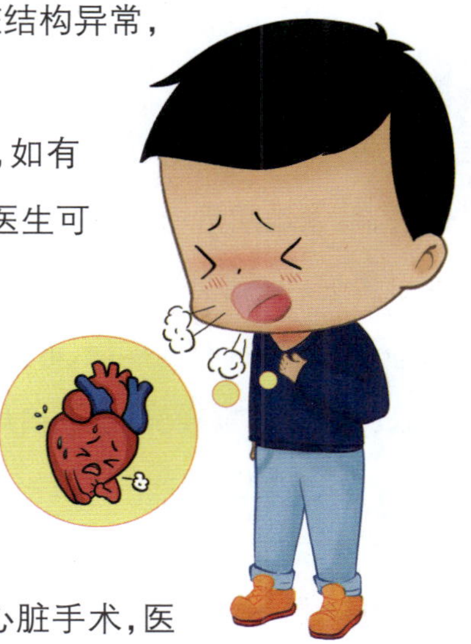

评估心脏手术的效果：如果你刚接受过心脏手术，医

生会根据心超检查结果来评估手术的效果。

急性心脏事件：在急性心脏事件（如心肌梗死、急性心力衰竭）发生时，心超可以快速评估心脏的结构和功能，以指导治疗。

请注意，这些只是可能需要进行心超的一些常见情况，实际上是否需要进行心超，以及何时进行，应该由医生根据你的具体病情进行判断。

76. 心超和心电图检查的区别是什么

想象一下，如果我们的心脏是一座房子，那么心超检查和心电图就像是检查房子的两种工具，但是它们查看的是不同的部分，使用的方法也不同。让我们来看看它们的一些主要区别：

（1）超声心动图检查（心超）

检查的是什么：心超就像是用来查看房子的大小、形状，以及房子里面的家具和设备是否正常工作。在这里，它查看的是心脏的大小、形状，以及心脏的瓣膜和泵血的能力是否正常。心超还可以看到心脏里面的血液流动情况。

如何检查：心超是通过向心脏发出超声波，然后接收反射回来的超声波信号，就像是回声一样，生成心脏的动态图像。

用途：心超可以帮助医生查看各种心脏问题，比如出生时就有的心脏病、影响心脏肌肉的疾病、心脏瓣膜的病变等。它还可以帮助医生判断已知的心脏病的严重程度，以及治疗后的改善情况。

（2）心电图

检查的是什么：心电图就是用来检查房子的电线是否正常，心脏的电线就是负责控制心脏跳动的电活动。通过心电图，医生可以了解心脏跳动的速度、节奏以及电信号是否正常传导。

如何检查:心电图是通过将电极贴在皮肤上,就像是把电线接到插座上一样,用来记录心脏的电信号。

用途:心电图是查看心脏跳动是否正常的主要工具,比如心脏跳得太快、太慢或者不规律等。它也可以用来检查心肌是否缺血,就像是检查线路是否正常供电。

总的来说,心超和心电图都是查看心脏健康的重要工具,它们查看的是不同的部分,提供的信息也不同。在某些情况下,医生也会同时使用这两种检查方法。

77. 儿童心超检查中常见的心脏疾病有哪些

和大人一样,宝宝也可能会有一些心脏问题,有些可能在他们出生的时候就已经有了(我们称之为"先天性心脏病"),有些可能在他们长大一点以后才会出现。那么,哪些是宝宝们可能会遇到的心脏问题呢?

(1)先天性心脏病:这是小孩子们最常见的心脏问题,包括心脏形状或部位的各种异常,比如心房或心室之间的墙壁有洞(房间隔缺损、室间隔缺损)、连接两个动脉的通路没有正常关闭(动脉导管未闭)、两个动脉的狭窄(主动脉缩窄、肺动脉狭窄),或者有多种不同的问题同时存在(法洛四联症等)。

(2)心肌炎:通常是由病毒感染引起的,一种心脏肌肉组织发炎的情况,它会导致心脏工作不正常。严重时我们通过心超可以看到,心脏扩大,心脏的肌肉变厚,心脏跳动减弱无力等情况,有时还会出现心包炎症,在心脏周围出现一圈积液。

（3）心脏跳得不正常：有些小孩子的心脏可能会跳得太快、太慢，或者不规律，比如室性早搏、房颤、窦性心动过速等。

（4）心肌病：这是一类影响心脏肌肉组织的疾病，包括心肌扩张、心肌肥厚，或者心肌受限。

（5）高血压和肥胖症：随着现在的孩子们比以前更容易变胖，他们患高血压和心脏病的风险也在增加。

（6）川崎病：这是一种主要影响小孩子的血管炎症疾病，可能会导致供给心脏血液的冠状动脉出现问题。

对于所有这些心脏问题，尽早发现并得到正确的治疗都是非常重要的。如果你的孩子有任何可能是心脏问题的症状，或者有一些已知的心脏病风险，你应该尽快找医生咨询。

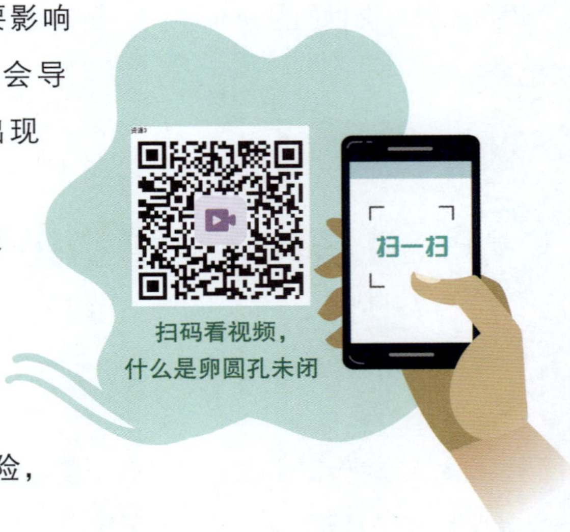

扫码看视频，
什么是卵圆孔未闭

78. 房间隔缺损和动脉导管未闭是什么

房间隔缺损和动脉导管未闭是最为常见的先天性心脏病，许多家长一听到宝宝有心脏问题难免心生忧虑，其实不必过于紧张，接下来我们简单了解一下这两种疾病：

房间隔缺损（atrial septal defect，ASD），它是在心脏里的一个小洞。我们的心脏有四个房间，其中两个房间叫作左、右心房，另外两个叫作左、右心室。在一个健康的心脏中，心房和心室间是有门相通的，但左、右心房之间和左、右心室之间是由两堵“墙”分隔开的，分别叫作房间隔和室间隔，它们能阻止血液从一个房间直接流到另一个房间。然而，有些孩子的心脏中，心房之间的这堵墙上有一个或多个小洞——这就是我们说的房间隔缺损。大部分情况下这个小洞可以让血液直接从左心房流到右心房，使体循环供血减少。这个小洞的大小和数目会导致不同的症状。有些人可能一点儿症状也没有，而分流量较大时，一些人会出现右房右室扩大、肺动脉增宽、肺动脉高压、房颤等临床表现。

动脉导管未闭（patent ductus arteriosus，PDA），就像是心脏附近的一条小路，它没有在宝宝出生后自己关上。当宝宝还在妈妈肚子里的时候，他们的心脏和肺部并不像出生后那样工作，来自胎盘的富含氧气及营养物质的血液需要通过动脉导管进入体循环供应全身。而当宝宝出生并开始呼吸的时候，这条特别的小路应该会自己慢慢关上。但是，有些宝宝的动脉导管没有如期关闭，这意味着本该由主动脉送到全身的血液，其最终有一部分经动脉导管分流入肺部，造成血液分布异常，这种血液分布异常可能会让宝宝，喝奶不好，发育迟缓，容易得肺部感染。

我们心超医生每天都会检查出很多有 ASD 或 PDA 的宝宝，大多数的情况都不糟糕，很多宝宝都会在 1~2 岁期间自己愈合，家长们不用太过担心。即使到最后 ASD 和 PDA 还是没有愈合，需要手术，大多数孩子在接受治疗后都能过上正常的生活。

79. 心超报告结论写了“瓣膜轻微至轻度反流”，需要注意吗

我们说过人的心脏就是一个大房子，里面有很多的房间，这些房间之间有门隔着（心脏的瓣膜）。这些门的工作就是让血液在心脏的房间里按照正确的方向流动。当血液需要往前流动的时候门就打开，等血液流过后就立即关上，防止血液倒流。但有时候，这些门可能没有关闭完全，有一些血液会倒流回来，这就是我们说的“瓣膜反流”。

“瓣膜反流”这种情况在很多健康的人中，特别是老年人中，是很常见的，这就像一些老房子的门关不严，也有人的心脏瓣膜本身就比较松弛，总会有一点风从门缝里吹进来一样。这种轻微的瓣膜反流，通常不会引起任何不舒服的感觉，也不会影响他们的生活。

但是，如果门敞开得很大，一直有很多血液倒流，就会让人开始感到不舒服（比如容易感到劳累、呼吸困难或者心动过速等），那么这种情况就需要找工人（医生）来修门（治疗瓣膜）。医生可能会提供一些工具（药物）来帮你，有时候可能需要修复或者更换门（手术修复或替换瓣膜）。

如果小朋友的心脏超声检查报告显示有一点点的血液反流，这基本上是正常的生理现象，并不需要治疗。但是，小朋友可以定期进行心脏健康检查，就像定期检查房子一样，以确保反流没有变得更严重，或者没有引发其他的心脏问题。

80. 心超报告中写着的"肺动脉高压"，这是什么问题

生活中我们常听到"高血压"这个疾病，但提到"肺动脉高压"，估计不少人会陌生。所以当我们看到心超报告中写着的"肺动脉高压"时会很焦虑，究竟是什么问题呢？

我们的身体可以想象成一个超级城市，血液就像城市中穿梭的汽车，而心脏和血管就是这个城市的公路系统。肺动脉就像一条连接心脏和肺部的主干道，它的任务是把血液从心脏送到肺部去进行气体交换。通常情况下，这条公路上的交通压力是很低的，汽车（血液）可以轻松地从心脏开到肺部。但是，如果肺动脉的压力升高，那就像主干道上突然堵车了，心脏就需要用更大的力气去推动汽车前进，这样久了，可能会导致心脏（右心室）的功能出问题。

导致肺动脉高压的原因有很多，例如：

（1）动脉性肺动脉高压。

（2）左心疾病所致的肺动脉高压：心脏的左心不能正常工作，比如心力衰竭、心包炎等。

（3）缺氧和/或肺部疾病引起的肺动脉高压。

（4）慢性血栓栓塞性肺动脉高压：就像公路上突然有一个大石头堵住了道路，车子不能正常流动。

（5）多种机制和/或不明机制引起的肺动脉高压。

当肺动脉压力增高时，早期可能症状不明显，但随着病情进展会出现呼吸困难、易疲劳、全身乏力、胸闷、胸痛、心悸，合并严重右心功能不全时，身体肿胀，特别是在脚踝和腿部。

肺动脉高压是一种严重的疾病，它的治疗方式多种，预后效果差异很大。所以当家长看到报告中写着的“肺动脉高压”时，应当引起关注，积极寻找病因，配合医生治疗。

81. 心超报告中结论写了“心房、心室增大”，这是什么问题

人们常说心宽体胖是一种对豁达乐观的赞美，但当我们在心超报告中看到“心脏增大”时，并不是什么令人高兴的事。就像前面说的，我们的心脏像一个大房子，有两个客厅（我们称之为“心房”）和两个卧室（我们称之为“心室”）。当这些房间变得比平时大一些时，这可能是一些心脏问题的信号。下面我会告诉你一些可能让心脏“房间”变大的病症：

（1）高血压：当有高血压时，心脏往往需要用更大的力气去把血液泵到全身。就像你需要用更多的力气去提一个很重的东西一样，长时间下来，心脏肌肉会变得僵硬，心脏的墙壁会变厚，心脏的“房间”也会变大。

（2）先天性心脏病：我们心脏客厅和卧室之间是有墙隔着的，当这几面墙被砸了个洞时，异常分流的血液就会导致相应的房间变大，我们称之为先天性心脏病，当然先天性心脏病有非常多的类型，不同的类型会有不同的表现，导致不同的房间变大。

（3）心脏瓣膜疾病：心脏瓣膜其实就是房间的门，如果这些门不能正常打开或关闭，血液就会淤积在其中的某一个房间内，这就会让心脏变大。

（4）心肌病：如扩张型心肌病、肥厚型心肌病、心动过速性心肌病、缺血性心肌病等。

（5）心力衰竭：心脏不断地收缩舒张运动，目的是把血液输送到全身。

而心力衰竭就像是心脏这个泵水机坏了，不能有效地把血液泵到全身，血液淤积在心脏，心脏当然会变大。

（6）生理性：不同体型、年龄、体位、呼吸状态都会影响心脏大小，例如运动员的心脏就会较正常人肥厚。

由缺血性心肌病、高血压、心脏瓣膜病、高血压等继发的心脏扩大，患者除原发疾病症状外，常合并乏力、气短、胸闷、心慌、活动耐量下降、下肢水肿等心衰表现。而既往无基础病患者，只因体检查胸片或心脏彩超而发现心脏扩大，常无特异症状。

所以不同的患者心脏扩大的原因并不相同，治疗方式也各有差异，你应该和医生详细谈谈，做一些必要的检查来找出原因，早点发现和治疗问题。

82. 医生听诊发现心脏有“杂音”，但是心超检查结果却正常，这是为什么

我们都知道，人的心脏就像是一台引擎，这台引擎正常时一直是“咚嗒、咚嗒”地响，但当医生用听诊器听孩子的心脏时，却发现了一些嗡嗡的声音，告诉你说心脏有杂音。但是，先不要紧张，你知道吗，有心脏杂音并不一定意味着心脏有问题。

心脏杂音主要分为两种：

一种是“生理性杂音”：这个声音在小儿时期比较常见，这些杂音可能只是血液在流动时产生的，也可能是在瓣膜开闭时、血流速度改变时或者血流方向改变时出现，也有些与小儿代谢、心肌收缩有力有关。总的来说，生理性杂音只是正常运作的心脏发出的声音，它一般也会随着年龄增大而消失。

另一种是“病理性杂音”:是由心脏疾病引起的杂音,它的声音不像生理性杂音那么轻柔。最为常见的病因是先天性心脏病,比如室间隔缺损,二尖瓣狭窄、肺动脉狭窄等。但有一些的先天性心脏病也不会产生杂音,所以,我们不能单纯通过心脏杂音来辨别有无心脏疾病。

当出现心脏杂音时我们会做一个心超检查。它可以帮助医生看到心脏的内部结构和功能。它可以详细地看到心脏的大小、形状,心室壁的厚度,心脏瓣膜的形状和工作情况,以及血液在心脏内部的流动情况等。

如果做完心超后的结果是正常的,那可能意味着:

(1)医生听到的声音可能只是生理性杂音,并不是由心脏病引起的。

(2)杂音可能是由于一些暂时、轻微的原因引起的,这些原因在进行心超检查时可能已经消失,或者不足以被发现。

(3)杂音可能是由于其他非心脏的原因(比如肺部的问题)引起的。

虽然大多数的心脏杂音是无害的,但是,只有做完心超检查后才能完全确定。有生理性杂音的儿童不需要特殊饮食、限制活动,也不需要进行治疗。

83. 血液检查显示心肌标志物异常,但心超结果却正常,这是否不准确

我们的心脏就像一个小小的工厂,而在这个工厂里有许多小工人在忙忙碌碌地工作。这些小工人就是各种各样的酶和蛋白质,他们有好几种,比如肌酸激酶、肌红蛋白和肌钙蛋白 T 等。这些酶和蛋白质就像是维修工人,维护着心脏正常运转。但有时候,这些小工人会逃到血液里,这时我们就要通过血液检查发现他们的踪迹。

当我们听到心肌标志物升高时总是自然而然地担心是不是孩子得了心肌炎或是心肌损害。但是你知道吗？心脏里的这些小工人们并不只存在于心肌中，在其他的肌肉组织也有，任何脏器感染或损伤都会刺激机体出现心肌标志物升高的表现。另外，国内各家医院的心肌标志物检测方法并不都一样，所以正常参考值也会有所不同。所以，当检查报告里提示心肌标志物升高时，并不代表孩子的心脏一定受到了损伤。

而心脏彩超，它能观察心脏内部的结构和功能变化。当孩子有心肌炎或严重心肌损害时，心超图像上可以观察到心脏的异常。但是，如果心脏只是受到了一点点“皮外伤”，并没有改变心脏的功能和运动，那么可能在检查时这个“皮外伤”已经愈合了，心超结果就是正常的了。

所以，如果血液检查结果显示“心肌标志物”升高了，这里面有很多种原因，非常依赖医生的知识和经验，可能还需要做一些其他的检查来找出原因。而您担心孩子的心脏健康时，最好的办法就是和医生进行详细的沟通。

84. 得了川崎病，为什么超声心动图检查很关键

川崎病是5岁以下儿童常见的疾病，它是一种累及全身皮肤黏膜淋巴结的综合征，主要的临床表现有持续大于5天的发热、结膜炎、草莓舌、淋巴结肿大等。由于川崎病可以累及心脏冠脉，故及早发现和诊断川崎病，对保护儿童的心脏健康至关重要。

在川崎病的诊断中，超声心动图检查非常必要。超声心动图检查可以帮助医生发现心脏的冠状动脉是否有异常。冠状动脉是输血到心肌的血

管，是心脏的“生命线”，当川崎病导致冠状动脉的扩张、冠状动脉瘤及冠状动脉血栓时，会对心脏造成难以修复的损害。医生可以通过超声心动图这双“慧眼”，重点检查冠状动脉有无损害，包括检测冠状动脉损害的部位、类型、范围和程度，帮助临床诊断川崎病。

如果医生怀疑孩子可能有川崎病，通常 1~2 周就要进行一次超声心动图检查。这是因为即使冠状动脉在第一次检查时看起来正常，也不能排除冠状动脉的损伤。有些冠状动脉的损害可能会出现在恢复期，所以我们不能掉以轻心。因此，医生会根据孩子的具体病情，来设计一套个性化的检查计划。一旦发现冠状动脉有扩张或冠状动脉瘤的现象，可能需要增加复查频次和更长的恢复周期。

当你的宝贝出现高热不退、眼睛发红、手脚出现红斑这样的症状时，一定要认真对待超声心动图的检查。这种检查不会有辐射，是可以重复进行的，可以帮助我们尽早发现、诊断和治疗川崎病，从而降低出现严重的心脏并发症的风险。

五

心电图检查篇

85. 什么是心电图，心电图检查有电吗

我们可以把心脏想象成一间有着两室两厅的“房子”，包括有左、右心房，左、右心室，并配有电路、水路、门窗、墙壁四套系统。新“房子”居住初期当然舒服，但使用久了总会出现这样或那样的小问题。通俗来说分为以下四大类：“水路问题”——冠心病；“电路问题”——心律失常；“门窗问题”——累及瓣膜；“墙壁问题”——心脏大小、厚度异常。心电图主要检测房屋的“电路”通不通，有没有短路和漏电，部分墙壁问题也可通过心电图进行判断。此外，当“水管”急性堵塞时心电图可以快速识别。

心电图检查并没有真正的电通过。它通过贴在身体上的几个小电极来接收心脏发出的电信号。这些电信号非常微弱，我们无法直接感觉到它们。但是，心电图设备可以放大这些信号并记录下来。这样，医生就可以看到这些信号的变化，从而判断心脏的情况。

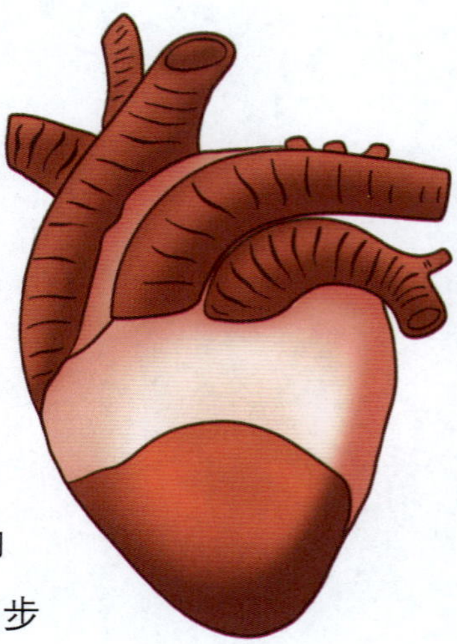

心电图以一条曲线的形式展示，这条曲线被称为心电图波形。这个波形能告诉医生很多关于心脏的信息，比如心脏跳动的频率、心脏的电传导等。通过观察心电图波形，医生可以初步

判断心脏是否正常工作，有无存在问题，比如心律失常、心肌缺血、电解质紊乱等。

所以，心电图本身是不带电的，这个“电”说的是心脏本身自带的生物电。这项检查非常简单和安全，对我们的身体没有任何伤害，不会产生疼痛，不用害怕。

86. 在临床上哪些小朋友需要做心电图检查呢

心电图检查对于小朋友来说是一种简单而安全的检查方法，可以帮助医生了解他们的心脏健康状况。以下是一些可能需要给小朋友做心电图检查的常见情况：

（1）可疑心脏问题症状：如果小朋友出现了一些与心脏有关的症状，例如心悸、胸闷胸痛、呼吸困难或晕厥等，医生可能会建议进行心电图检查。这样可以帮助医生了解是否存在心律失常、心脏肥大、心肌损伤、心脏传导异常等问题。

（2）先天性心脏病史：先天性心脏病是胎儿期心脏及大血管发育异常而导致的先天畸形，是小儿最常见的心脏病。这部分小朋友更容易出现心脏电活动异常，因此需要定期完善心电图检查以监测心脏状况。

（3）呼吸道感染：呼吸道感染通常由病毒感染等引起，而病毒有可能侵犯心肌导致病毒性心肌炎发生。因此，在小朋友存在呼吸道感染的同时出现胸闷、胸痛、精神反应差等情况时，医生可能会建议进行心电图检查，以评估心脏是否受到影响。

（4）药物治疗：一些药物可能会对心脏电活动产生影响。如果小朋友需要接受这部分药物治疗，医生可能会建议进行心电图检查，以监测并评估药物对心脏的影响程度，在安全范围内用药。

（5）运动竞技参与者：对于参与竞技运动的小朋友，特别是高强度运动，医生可能会建议进行心电图检查。这是为了排除潜在的心脏问题，以确保他们的心脏能够适应高强度运动的需求。

（6）术前评估：在某些手术前，医生可能会要求患者进行心电图检查，以评估患者的心脏状况和风险。这有助于医生判断手术的安全性，并采取相应的预防措施。

总之，心电图检查是一种非侵入性、简单而有效的检查方法，能够提供有关心脏电活动的重要信息，对心脏疾病的诊断和治疗起着重要的辅助作用。

87. 孩子感冒发热了，为什么医生让做心电图检查

首先，我们需要了解感冒通常是一种由病毒感染引起的呼吸道疾病，可能会引起发热、鼻塞、流鼻涕、喉咙痛、咳嗽等症状。通常情况下，感冒是一个相对轻微的疾病，大多数儿童会在一周内自行康复。

然而，在个别情况下，感冒可能对心脏产生一些影响。尽管这种情况较为少见，但仍需要进行心电图检查以明确孩子的心脏健康状况。以下是几种可能导致医生建议孩子进行心电图检查的情况：

（1）心率加快：如果孩子的体温非常高，将导致心率加快，医生听诊时只能听到明显加快的心跳，无法辨别是由于体温升高导致的心率加速还是发生了快速性心律失常，如室上性心动过速、室性心动过速等。此时，需要完

善心电图检查，可以帮助明确诊断。

（2）胸闷、胸痛：由于引起感冒的部分病毒可能会侵犯心肌，导致心肌炎等并发症，因此在孩子自诉有胸闷、胸痛等不适症状时应尤其当心，及时完善心电图检查有助于协助诊断。

（3）精神差：感冒期间部分患儿食欲欠佳，加上高热导致脱水，可能会引起低钠、低钾等电解质紊乱，导致患儿精神欠佳，完善心电图检查有助于协助诊断。同时，前文提到的心肌炎也会导致患儿精神反应差，此时，完善心电图检查显得尤为重要。

（4）心脏病史：部分患儿可能本身存在心脏疾病，而感冒则进一步加重心脏负担，完善的心电图检查可以提供更详细的信息，帮助医生评估病情的严重程度。

需要注意的是，大多数感冒并不会引起严重的心脏问题，心电图检查只是医生为了谨慎起见而可能建议的一种检查方法。如果医生建议进行心电图检查，家长应该理解这是为了确保孩子的健康和安全，并积极配合医生完善检查。

88. 心电图检查报告常显示窦性心律，这是正常的吗

对于很多不学医的家长而言，心电图检查报告提示的窦性心律听起来很陌生，非常担心孩子的心脏是不是出现了什么问题。其实，窦性心律是正常的。

心电图检查是常规体检的必做项目，可以发现很多心脏疾病的蛛丝马迹，诊断各种心律失常。很多人拿到心电图报告，都会发现报告上面写着这

样一句话:“窦性心律”。那么,窦性心律到底是什么意思呢?

想要知道窦性心律是什么意思,首先我们必须了解心脏是如何工作的。

心脏里面有一个结构,叫作窦房结,位于右心房内,处于整个心脏的最右上方。我们可以将窦房结想象成心脏的“指挥中心”,心脏的每一次工作都是通过窦房结发出电信号,然后通过电通道(从上到下依次为结间束、房室结、希氏束、左右束支、浦肯野纤维)迅速扩布至心脏的各个部位。这样,心脏可以以正常的频率和节律进行跳动,从而来控制心脏的收缩和舒张。心脏舒张的时候,血液回流进入心脏;心脏收缩的时候,心脏将血液泵出去,给全身的器官供血。

因此,当医生在心电图检查报告中提到窦性心律时,这实际上是一种好消息,说明心脏起搏点是正常的,并且按照正常的速率在工作。当然,窦性心律仅仅代表心脏的起搏点是正常的,心电图是否完全正常,还需观察心电图上有无其他异常表现,例如有无合并期前收缩(早搏)、房室传导阻滞等。

89. 小儿心电图和成人心电图检查有哪些区别

小儿心电图与成人心电图检查有明显不同,年龄越小,差异越大。主要有以下几个方面:

(1)心率范围:小儿的心率通常比成人的心率更快。新生儿的正常心率范围为100~170次/分,1~12月龄婴儿为100~155次/分,1~2岁为90~140次/分,2~3岁为85~135次/分,3~4岁为80~130次/分,4~5岁为75~120次/分,5~6岁为70~115次/分,6~7岁为65~110次/分,7~16岁为60~105次/分。随着年龄的增长,心率逐渐接近成人的范围,即60~100次/分。

这主要是由于小儿新陈代谢旺盛，各器官组织需要血液供氧，而心脏的血液搏出量有限，只有通过增加心脏的跳动次数来满足身体生长发育的需要。所以小儿的心率范围多根据年龄进行分组，年龄越小，心率变化范围越大，正常心率范围上限越高，和成人明显不同。

（2）心电图参数的解读：由于小儿心脏发育过程中，是从右心室占优势逐渐变为左心室占优势的过程，因此，小儿心电图的解读与成人心电图有一些差异。例如小儿各个波形时限较成人窄，波群电压则比成人偏高，每个年龄段各个参数都有不同的范围等。

需要注意的是，尽管小儿心电图和成人心电图检查有一些区别，但基本的心电图检查原理和技术是相同的。无论是小儿还是成人心电图，都是通过记录心脏电信号来评估心脏的电活动情况。医生会综合临床信息，对心电图检查结果进行解读，以制定个体化的治疗方案。因此，心电图检查在小儿和成人中都是一种常见的诊断工具，用于评估心脏健康状况，辅助诊断心脏疾病。

90. 人们常说的早搏是指什么

早搏即期前收缩，从通俗意义上解释就是心脏在规律地跳动时突然提前了一拍，有早搏的人群很多时候可能并不会有明确的症状，而有些人自述会感觉心突然咯噔了一下，或者心里空了一下，或者伴随有胸闷、胸痛的症状。当发生早搏时，成人自己触摸脉搏时可以发现脉搏跳动得不规律。但是对于儿童，特别是低龄儿童，往往无法清楚地描述出自己的症状，早搏往往是在医生的听诊中或者因其他疾病需要完善心电图时发现的。

早搏其实是多种分类的，心电图是最能直观诊断早搏的手段，心电图医生在心电图报告上往往会写上详细的诊断，如房性早搏、交界性早搏、室性早搏等。如上述，窦房结是整个心脏电活动的最高司令官，但并不是只有窦房结可以“发号施令”，在心房、房室交界区、心室都存在可以发放电冲动的功能区，当这些功能区优先于窦房结发放电脉冲时，就会带领心脏跳动，并在心电图上出现相对应的图形，如室性早搏的图形和窦性心律的图形很多时候大相径庭，十分明显。

当心电图提示早搏，该怎么办呢？首先不要紧张，很多时候偶发的早搏并不意味着心脏存在着器质性病变，但也需要继续完善24小时动态心电图、心超、心肌酶等相关检查，特别需要注意动态心电图中早搏占总心搏数的比例，由临床医生综合判断是否需要药物甚至手术治疗。

91. 常见的心电图检查有哪几种，如何选择呢

人们常说的心电图检查是指常规十二通道心电图检查，这项技术在临床的应用已经十分长久及成熟，并且普及面广，费用低廉，患儿通常可以随到随做，方便快捷。由于常规心电图检查只能记录患儿1分钟左右的心电图波形，所以若是患儿处于疾病发作期，或是出现了持续性的异常的心电图波形，常规心电图检查可以捕捉到。相反，如果患儿只是偶尔出现心悸等不适，则常规心电图检查就会略有不足。

对上述情况的补充，延伸出了动态心电图检查及心电图运动试验，动态心电图检查一般特指24小时的心电图记录，它能对患儿进行长程的心电监测，费用相对常规心电图稍高，但信息量大，能够有效弥补常规心电图的不足之处，提升心律失常、心肌缺血心电图的检出率，有助于临床诊断及治疗，

并可用于后期评估治疗效果。哪怕患儿并无感觉，存在无症状的异常心电图波形时也可以及时被发现。

心电图运动试验是心电图负荷试验中最常用的一种，故又称运动负荷试验。患者通常被要求采用平板或脚踏车的运动方式，通过分级增加运动量，逐渐加大心脏负荷，观察患儿在运动过程中的心电图和血流动力学变化。其优点是运动中便可观察心电图的变化，运动量可按预计目标逐步增加，以达到预期的检查效果。通常用于检测和评估心律失常与心肌缺血。检查过程中需要患儿配合完成运动。

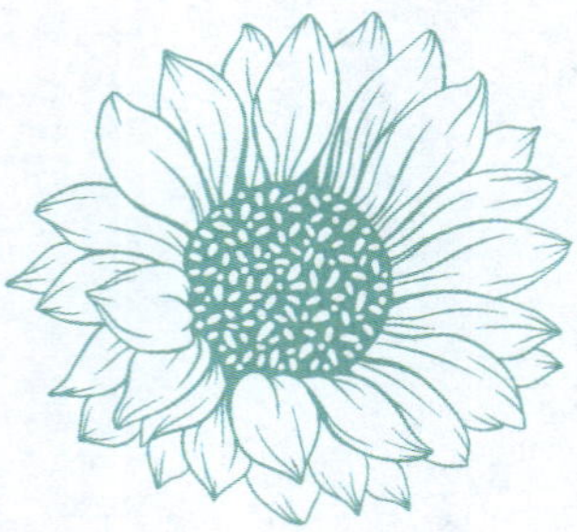

六

脑电图检查篇

92. 什么是脑电图，为什么做脑电图检查前要洗头发

大脑就像一个电脑，它可以让你思考、感受、记忆和行动。它由很多神经细胞组成，这些细胞之间会用电信号来交流。你知道吗，大脑在工作的时候，会发出一些微弱的电信号，这些电信号就是脑电波。脑电波可以反映大脑的状态，比如清醒、睡眠、兴奋、放松等。如果你想知道你的脑电波是否正常，你可以做一个脑电图检查。脑电图检查是一种非常简单的检查，就像戴一个帽子一样。医生会在你的头皮上贴上一些小小的电极，然后用一根线连接到一个仪器上。这个仪器可以把脑电波放大，然后显示在电脑屏幕上，这就是脑电图。医生会根据这些波浪线的形状、频率和幅度，一定程度上判断大脑功能是否有问题，比如帮助诊断癫痫、脑炎等。

但是，大脑被颅骨和头皮包裹，头皮上还有一些油脂和头发，这些东西会阻碍脑电信号从大脑皮层到头皮表面的传导，让脑电信号变弱或变模糊，就像电视机的信号不好一样。所以，做脑电图检查前，你需要清洗头发，把头皮上的油脂和灰尘清洁干净，这样脑电信号就可以更清晰地传到电极上，让脑电图更准确，更真实地反映你的大脑功能。做脑电图的时候，要保持放松和安静，不要动来动去，不要说话，不要睁开眼睛，这样也可以避免一些干扰，保证脑电图检查结果更少干扰。

你可能会想，脑电图检查会不会给大脑造成伤害呢？其实不用担心，脑电图检查是一种很安全的检查，它产生的电磁波比手机或电脑的电磁波要小得多，不会给大脑造成任何伤害，也不会让人感到疼痛。它只是记录大脑的电活动。

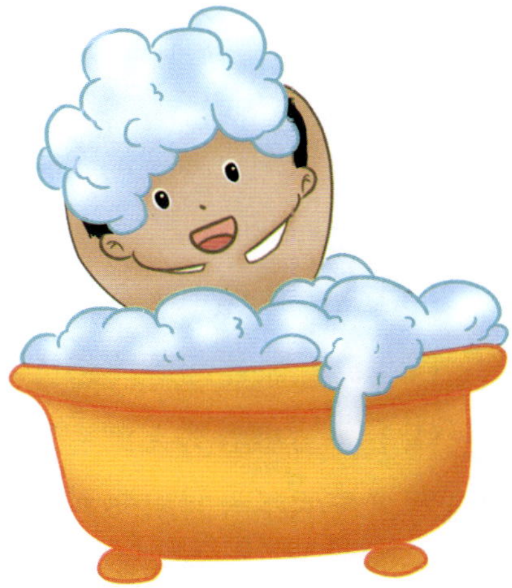

93. 脑电图检查在癫痫的诊断治疗方面可提供哪些帮助

癫痫是一种由于大脑神经元异常放电引起的反复发作的短暂大脑功能功能失调的慢性疾病，表现为反复发作的肌肉痉挛、意识丧失等多种临床症状。癫痫的原因有很多，可能是先天性的、遗传性的、外伤性的、感染性的、肿瘤性的、代谢性的等。癫痫的发作有时候很明显，有时候很隐蔽，需要医生仔细观察和询问病史。

脑电图检查可以帮助医生判断一个人是否患有癫痫，以及癫痫的类型和程度。与正常人的脑电图相比，癫痫患者的脑电图波形会出现一些异常的变化，比如棘波、尖波、棘慢复合波、尖慢复合波或爆发性节律等。脑电图异常波形出现的部位、频率对疾病的诊治有主要的辅助作用。具体来说，脑电图检查在癫痫的诊断治疗方面可以提供以下几方面的帮助：

（1）判断发作性事件的性质是癫痫发作还是由其他原因所致的非癫痫性事件，如心律失常、低血糖、癔症等。

（2）判断是什么类型的癫痫发作，如全面性发作、部分性发作、特殊类型的综合征等，以选择合适的抗癫痫药物。

（3）识别癫痫综合征的类型，如良性儿童癫痫、青少年肌阵挛癫痫、颞叶癫痫等，帮助判断预后。

（4）寻找癫痫患者突然认知倒退的原因，及时调整治疗方案。

（5）判断发作起源的部位，如额叶、顶叶、颞叶、枕叶等，帮助寻找病灶。

（6）评估患者有无癫痫外科的适应证，寻找是否存在明确的致病灶，帮助选择最佳的手术时机和方式。

（7）估计首次癫痫发作后再发生的风险，以决定是否需要长期服用抗癫痫药物。

（8）估计停用抗癫痫药物后癫痫复发的风险，帮助判断是否可以逐渐减药或停药。

94. 怀疑癫痫，做常规脑电图还是长程视频脑电图检查呢

癫痫的发作有时候很明显，有时候很隐蔽，需要医生仔细观察和询问病史。脑电图可以帮助医生判断一个人是否患有癫痫，以及癫痫的类型。与正常人的脑电图相比，癫痫患者的脑电图波形会出现一些异常的变化，医生可以根据这些异常波形，结合患者病史，针对性给予药物治疗。常规脑电图的优点是简单、安全、无创、廉价，而且可以实时监测大脑的电活动，适用于门诊初筛。但是，常规脑电图也有一些局限性，比如：常规脑电图的记录时间一般只有 10~15 分钟，而癫痫的发作是随机的，有可能在这段时间内没有发生，导致漏诊或误诊；常规脑电图检查只能记录大脑的电活动，不能观

察患者的临床表现，有时候难以判断发作的性质和类型，比如是癫痫还是癔症、抽动症、夜惊症等。

而长程视频脑电图可以克服这些局限性，它是在脑电图检查的基础上，增加了视频设备，同步拍摄患者的临床表现。长程视频脑电图检查的记录时间一般是 2~24 小时或更长，可以观察大脑在清醒和睡眠状态下的电活动变化，提高了癫痫诊断的阳性率。同时，通过视频回放，可以更加精确地观察分析临床发作和脑电之间的关系，有利于鉴别诊断、发作类型的判断、病灶定位和术前评估。长程视频脑电图检查费用相对较高，需要预约并做一些准备工作。脑电图记录的脑电信号是一种生物电活动，所以脑电图检查不存在辐射，即使是婴幼儿、孕妇，也是安全的，多次反复检查也无须担心。

95. 脑电图检查显示异常放电就一定是癫痫吗，脑电图检查正常就一定不是癫痫吗

脑电图检查只是癫痫诊断的辅助手段，并非唯一依据。所以有些人的脑电图出现了癫痫样放电，但并不一定是癫痫；有些人的脑电图正常，但也可能是癫痫。

癫痫样放电是指脑电图上出现的一种异常的电信号，它的特点是突然出现，持续时间短，波形尖锐，幅度高，频率快，与正常的脑电波形不同。癫痫样放电通常是癫痫发作的电生理标志，但并不等于癫痫发作。癫痫发作是指由于大脑神经元异常放电引起的一系列临床症状，包括肌肉抽搐、意识丧失、感觉异常、行为障碍等。癫痫发作的诊断要综合考虑病史、临床表现、

脑电图检查和其他辅助检查。

有些人的脑电图出现了癫痫样放电，但并不一定是癫痫，这可能是因为以下几种原因：癫痫样放电是一种非特异性的电生理现象，它也可以出现在正常人或其他疾病的患者身上。有些癫痫样放电通常是偶发的、短暂的、局限的，不会引起临床发作，也不会影响大脑功能，这种情况一般不需要特殊处理。癫痫样放电也可以出现在一些神经系统有异常但无癫痫发作的患儿身上。比如，脑瘫、孤独症、智力低下、发育迟缓、遗传代谢病等。这些患儿的大脑发育不完善，神经元之间的连接和平衡受到影响，容易产生异常的电信号。这时需要密切观察，根据具体情况决定是否诊断癫痫。

有些人的脑电图检查正常，但也可能是癫痫，可能是因为以下几种原因：

第一，脑电图检查的记录时间有限，而癫痫的发作是随机的，有可能在这段时间内没有发生，导致漏诊或误诊。可采用长程视频脑电图检查进行更长时间的监测，根据病史，临床症状综合判断。

第二，脑电图只能记录头皮表面的电活动，而不能反映大脑深部的电活动。有些癫痫的病灶位于大脑深部、内侧面或底面，如海马、杏仁核、丘脑、脑干等，这些部位的神经元异常放电可能无法在头皮脑电图上检测到，导致假阴性。

第三，脑电图的电极设置有一定的规范，一般是按照国际10-20系统，将头皮分为若干区域，每个区域放置一个电极，然后用导线连接到放大器和记录仪上。10-20系统可以覆盖大脑皮质的三分之一左右，但也有可能漏掉一些重要的区域，如颞叶、枕叶等。这些区域的神经元异常放电可能无法在常规脑电图上检测到，导致假阴性。这时可采用更密集的电极布置，如国际10-10系统或10-5系统，来增加脑电图的灵敏度和分辨率。

所以说，脑电图异常放电不一定是癫痫，脑电图正常也不能完全排除癫痫的可能。脑电图检查是癫痫诊断的辅助手段，但不是癫痫诊断的唯一依据。癫痫的诊断要综合患者病史、临床表现、脑电图检查、头颅影像检查等，才能做出准确的判断。

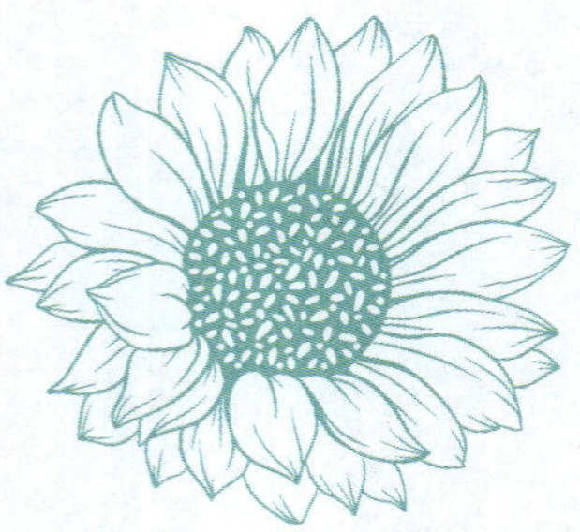

七

病理检查篇

96. 什么情况下宝宝需要做病理检查

组织病理学检查，是医学诊断中极为重要的一环。在显微镜下分析病变组织、细胞结构来诊断疾病的一种方法，为医生提供准确的诊断依据，有助于制定个性化的治疗方案。那么，在什么情况下，宝宝需要做病理检查呢?

当宝宝出现异常的肿块或肿瘤时，病理检查就尤为重要。这些疾病可能是良性的，也可能是恶性的。通过病理检查，可以明确肿块或肿瘤的性质，从而指导进一步的治疗。对于宝宝来说，早期发现和治疗肿瘤至关重要，因此一旦发现有异常肿块，应及时就医并进行病理活检。

当孩子出现持续的、不明原因的发热、疼痛、腹泻、出血等症状时，也可能需要进行病理检查。这些症状可能是某些疾病的早期表现，如血液系统疾病、免疫系统疾病、炎症性肠病等。通过穿刺活检、内镜以及病理检查，联合相关检验，临床医生可以全面了解患儿的身体状况，找到病因并制定治疗方案。

如果宝宝在出生时就存在某些先天性疾病或发育异常，如先天性巨结肠、先天性心脏病、神经系统发育异常等，也可能要进行病理活检。病理检查可以帮助医生更准确地了解疾病的类型和范围，从而为宝宝制定更加合适的诊疗方式。

总之，病理检查在医学诊断中发挥着举足轻重的作用。当身体出现不明原因的肿块、结节、疼痛、出血等症状时，或者当疾病治疗效果不佳、反复发作时，都需要考虑进行病理检查。

97. 为什么病理检查不能立刻出具报告

病理报告能为临床医生提供准确的诊断依据。然而，很多人可能会感到疑惑：为什么病理检查不能立刻出具报告，往往都需要等几天呢？

我们需要了解病理活检的基本流程。病理检查并不是一个简单的化验过程，涉及多个步骤和环节。从组织样本的采集开始，就需要专科医生进行手术精准操作，确保送检样本代表性。标本送到病理科后会经过一系列处理，如取材、固定、包埋、切片、染色等，这些步骤都是为了使组织、细胞结构清晰可见，便于观察，仅这一过程就需要 24~48 小时。

以上过程中，每一步都需要病理技术人员进行操作，需要严格遵循临床规范和质量控制。同时，病理医生还需要具备丰富的专业知识和临床经验，才能准确判断病变的性质和程度。在光学显微镜下仔细观察样本切片，根据细胞形态、组织结构、排列方式等特征，判断是否存在异常变化，这些病变是良性还是恶性。因此，病理检查的全过程就需要一定的时间。

一份准确的病理报告对于患者的诊断和治疗方案制定具有决定性的影响，需要专业人员进行精细操作和判断。为了确保报告的准确性，病理科医生不仅对每个样本进行仔细地观察和分析，有时还需要进行多次复核和讨论。此外，对于一些疑难病例或罕见病变，还需要进一步的特殊染色、免疫组化、分子病理等辅助手段，以提供更准确的诊断依据。这些都需要额外的时间来完成。

病理检查因为其涉及多个复杂步骤和环节，虽然等待结果的过程会让人感到焦虑和不安，但医生们都以专业能力和严谨态度尽最大的努力为患者提供准确、可靠的诊断结果。

98. 为什么有些手术要做术中病理检查

外科手术是医生治疗多种疾病的重要手段。而在部分手术中，有时医生会建议进行术中病理检查，即在手术进行的同时，对切除的组织进行快速的病理学分析。为什么有些手术需要做术中病理检查呢？

一般来说，术中病理检查在 30~60 分钟内可以发送结果到手术室，这个时间范围涵盖了从标本送达到医生出具报告的整个过程。术中病理检查的主要目的是快速、准确地判断病变组织的性质，为手术医生提供即时的诊断依据，以便在手术过程中做出正确的决策。这种检查方式在最短的时间内提供病理诊断结果，帮助手术医生判断病变是否为恶性或转移、明确切除范围是否足够等信息，从而指导手术的进行。通过实时了解病变的性质，医生可以更加精准地控制手术范围，避免对正常组织造成不必要的损伤。

术中病理检查也对于一些复杂的手术具有指导意义。例如，在肿瘤手术中，医生需要通过病理检查来判断肿瘤是否已完全切除，以及切除的边缘是否有肿瘤细胞残留，以便确保手术效果和预防肿瘤复发。另外，在器官移植手术中，术中病理检查可以判断移植器官的功能状态和是否存在排斥反应，从而调整治疗方案。

需要注意的是，术中病理检查虽然具有诸多优点，但也存在一些局限性。由于术中时间紧迫，病理技师需要在有限时间内制片，病理医生也要迅速做出判断，这可能对诊断的准确性造成影响。另外，术中病理检查所使用的样本局限，不能全面反映病变组织的全貌。因此，在术后，常规还需要进行更为详细的病理检查，以确保诊断的准确性和完整性。

99. 为什么儿童肿瘤需要进行分子基因检测

儿童肿瘤精准诊疗是医学领域的一大挑战，其发病机制和治疗方法与成人肿瘤存在显著差异。近年来，随着医学技术的不断进步，分子基因检测在儿童肿瘤的病理分型和靶向治疗中发挥着越来越重要的作用。

基因检测则是分子病理的一个重要分支，通过提取 DNA 利用 PCR 等设备进行检测，分析样品的基因类型及其表达功能是否正常，从而了解被检测者的基因信息。这种技术广泛应用于儿童肿瘤分子分型、遗传性疾病的诊断和靶向药物基因组的检测等领域。儿童肿瘤的发生往往与基因突变、染色体异常等遗传因素密切相关。通过分子基因检测，我们可以发现与肿瘤发生相关的特定基因变异，从而揭示肿瘤的发病机制。这不仅有助于我们更好地理解疾病的本质，还能为针对性的治疗方案提供重要依据。

儿童肿瘤主要有血液肿瘤、神经系统肿瘤、软组织肿瘤。根据 WHO 肿瘤分类，分子基因检测有助于实现儿童肿瘤的精准诊断。传统的肿瘤诊断方法主要依赖于病理组织学检查，但这种方法在部分情况难以准确区分肿瘤类型和恶性程度。而分子基因检测可以通过分析肿瘤细胞的基因表达谱、突变谱等信息，为肿瘤的分类和分期提供更加准确、客观的依据。此外，分子基因检测还可以检测肿瘤细胞的微小残留病灶，有助于评估治疗效果和预测复发风险。

基因检测也有助于指导儿童肿瘤的治疗方案制定。不同的儿童肿瘤类型、恶性程度以及基因突变情况，需要采用不同的靶向治疗方法。通过了解肿瘤细胞的基因特征，选择更加精准科学的治疗策略。检测与肿瘤预后相关的基因变异，评估患者的疾病风险，为制定个性化的康复计划和随访策略提供依据。这对于提高患者的生存质量、降低疾病复发风险具有重要意义。

值得注意的是，虽然基因检测在儿童肿瘤的诊断和治疗中具有重要作用，但也需要遵循相应的原则和规范，以保证检测结果的准确性和可靠性。随着医学技术的不断进步和研究的深入，相信分子基因检测将在儿童肿瘤领域发挥更加重要的作用，为更多患儿带来福音。

100. 病理检查是疾病诊断的“金标准”吗

在医学领域，病理检查被广大医生和患者视为疾病诊断的“金标准”，这是基于其在疾病诊断中的独特地位和重要作用。那么，病理检查真的是无可替代的“金标准”吗?

病理检查是通过显微镜对病变组织直接进行观察和分析，以揭示疾病的本质和特征。病理医生通过肉眼仔细观察细胞形态、结构等，以判断是否存在异常变化，以及这些变化是良性还是恶性。病理检查还能确定肿瘤的类型、分化程度以及侵袭范围、肿瘤分子特征等，为治疗方案的制定提供重要依据。此外，在一些疑难病例或复杂病变中，病理活检往往能揭示疾病的本质，为临床医生提供明确的诊断方向。“眼见为实”这种观察病变的方法在医院是最直观的，病理检查在疾病诊疗过程中具有极高的准确性和可靠性。

尽管病理检查在疾病诊断中具有重要地位，但也不能忽视其局限性和挑战。有时病理活检好比“盲人摸象”，结果受到多种因素的影响，如样本的采集、处理、制片质量以及病理医生的经验和水平等。这些因素都可能影响最终诊断的准确性和可靠性。同时，病理检查并不能涵盖所有疾病的诊断需求，还需联合，如影像学检查、实验室检查等其他方法，才能更全面地得到疾病诊断结论。

随着医学技术的不断发展，新的诊断方法和技术不断涌现，对病理检查的“金标准”地位提出了挑战。例如，分子生物学技术、免疫组化技术等在疾病诊断中的应用越来越广泛，这些技术有助于提高诊断的准确性和敏感性。然而，这些新技术并不能完全取代病理检查，是作为其有益的补充和辅助。

疾病的诊断和治疗是一个复杂而系统的过程，需要综合考虑多种因素和方法。在实际应用中，医生需要根据患者的具体情况和需求，合理选择和应用各种检查方法和技术，以得出最准确、最全面的诊断结论。